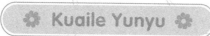

Kuaile Yunyu

快乐孕育

刘益民 | 主编

U0311852

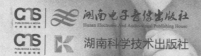

湖南电子音像出版社
Hunan Electronic And Audio-visual Publishing House

湖南科学技术出版社

前 言

　　孕产是女性生命中具有独特意义的一段人生经历，也是最需要充分的准备和科学指导的重要阶段。从怀孕到生产是一个复杂的生理过程，孕产期保健又是优生的重要一环。即使现代医学再发达，母体仍是孕育生命的最佳场所。可以说，结婚、怀孕、生产对于每一对年轻夫妇尤其是女性，都是一生中非常重要的阶段。做好孕前、孕期、分娩前后的保健，对确保女性的健康及新生命的安全降生和长远健康十分重要。

　　无论你已经是一个准妈妈，或者正要打算当一个准妈妈，你的心情或许都是复杂的，会有无数个问题让你感到没有头绪而产生不安：怀孕前应该做什么准备？孕期要注意些什么？孕期必须避免哪些危险因素？哪些食物和药物对胎儿有害？孕期如何进行营养调养？如何根据胎儿宝宝发育的特点来进行科学的胎教……本书就是这样一本为准妈妈消除不安，并且让你带着快乐的心情完成整个孕产、胎教过程的书。

　　孩子的出生，对父母而言如同新的太阳升起。太阳的光辉带给这个世界的喜悦是不言而喻的。当然，一个新生命的问世，带给父母喜悦的同时也带给父母忙乱，尤其是初为父母。从孩子第一声啼哭开始，他的吃喝拉撒、衣食住行就成为父母们每时每刻都在牵挂的问题。孩子的喂养的确是一门既讲究方法，又需要耐心的学问。这要求父母们要当好孩子的营养师，而这样的职责使父母们不仅要了解孩子的发育过程，而且要懂得哪些食物有营养、且符合孩子发育的需求，还要知道如何哄孩子乖乖地吃下这些食物以及如何辨别诸如"孩子饿了"的信号，以及什么时候适合让孩子吃固体食物，什么时候应该鼓励孩子自己吃东西，怎么样培养孩子良好的进食习惯等。

孩子生机旺盛、发育迅速，对营养物质的需求大，但他们具有脏腑娇嫩、机体各系统和器官发育不全、形态和功能未臻完善的生理特点。正因为如此，孩子的成长决不是简单的连续不断的量变过程。他们的成长就像攀登阶梯，需要一个一个台阶来进行。尽管各个阶段相互间有一定的交叉，但每个阶段的进步都是下一个阶段发展的基础。

孩子、爸爸、妈妈都是千差万别的。不同的孩子有不同的成长过程，不同的家庭也有不同的养育方法。但作为父母，在关注孩子一举一动、点滴变化的同时，要顺应孩子自身特点，不可拔苗助长。每个孩子都有其自身的生理特点，这里面也包含着遗传方面的因素，但只要用心，并且顺应其发展过程，就会收到事半功倍的效果。

《快乐孕育》希望成为一本指导父母们科学孕育小生命的工具书，帮助父母们具备孕育一个孩子所必备的基本常识，让父母们了解孕产、胎教、育儿过程中的各种注意事项及保健措施。

　　一颗种子，它出土了，它发芽了，它长出小苗苗了，它依赖的是阳光、空气、水分。父母就是孩子的阳光、空气和水分。这个世界因为有了阳光、空气和水分，才如此地充满生机，充满鲜花与果实。而这些美好与生机，只有我们人类才懂得欣赏、接受并且获取。父母养育孩子繁衍人类，孩子成就父母昌盛的人生。父母与孩子，大地与天空，人类与世界，就是这样相依相携的。

　　不一样的孕育，不一样的未来！

2017 年 8 月 18 日

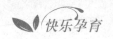

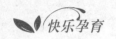

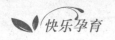

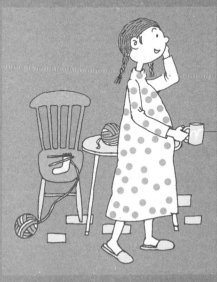

第一篇　孕产

　　孕产是两性欢愉的延续，是人类繁衍的正常生理过程，是一件"痛并快乐着"的事情。在轻松的文字和图画中学习孕产知识，及早准备、自我保健，你就能预防意外，生育一个健康、聪明的小宝宝，最大程度地享受孕产过程的幸福和快乐。

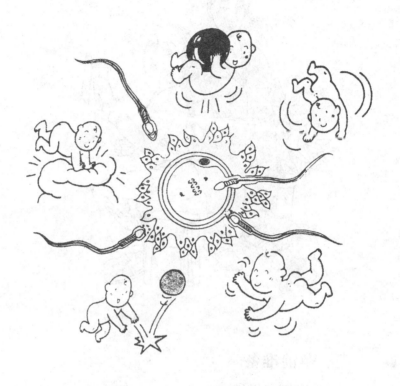

第一章 为生命做准备

结婚生子，是女人正常生命历程中的重要阶段。顺利走过这个阶段，一个女人的人生将更加完美和幸福。然而，一旦由于对孕育过程的盲目无知、心存侥幸或一时疏忽生下畸形儿，人生将从此走向黑暗……

为此，我们要为孕育新生命做好充分的准备。

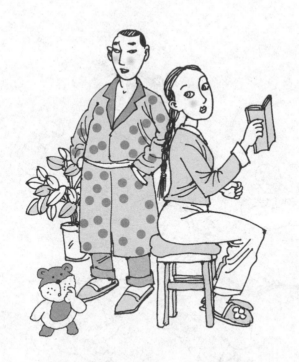

▶ 一、孕前准备

▶ （一）审慎选择结婚对象

年龄：法定的结婚年龄符合男女双方的生理、心理成熟年龄，对初产孕妇来说，孕育期最好不要超过 30 岁。孕妇年龄越大，发生高血压、糖尿病、心脏病等妊娠并发症的概率越高，对胎儿的生长发育不利。年龄超过 30 岁甚至 40 岁以上时，胎儿畸形率较高。

严禁近亲结婚：近亲是指直系血亲或三代以内旁系血亲。近亲结婚有可能从同一祖先获得同一种致病基因，其子女的遗传病或先天畸形的发生率较非近亲结婚者高数倍。

▶ （二）必须要做婚前医学检查

一般情况下，男女在恋爱过程中，很难启齿问及对方的身体状况，尤其是对方的生殖功能、性功能的情况。因此，结婚以前，必须要进行一次科学客观的医学检查，这样有益于双方的婚姻生活和孕育下一代。

医生通过对男女双方家族史的调查和身体检查，可以发现一些遗传病和遗传缺陷方面的问题，然后通过对这些材料的分析，给予双方在婚姻生育方面有益的指导。通过婚前医学检查，还可以发现一些男女生殖器官的先天畸形和疾病，以便双方得到及时地矫正和治疗。

▶ （三）怀孕前要做好心理准备

大量研究表明：女性怀孕期间的心理状态与情绪变化直接影响着体内胎儿的发育，影响着孩子成年后的性

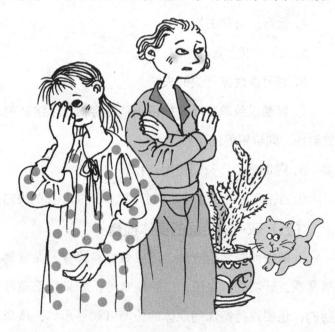

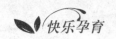

格、心理素质的发展。由此看来，怀孕期间女性心理状态不仅影响着孕妇，更重要的是对孩子有直接影响，所以女性孕前必须从心理上做好准备，以一种平和、自然的心境孕育和迎接新生命，以愉快、积极的态度对待孕期所发生的变化。

▶ **（四）哪些情况怀孕前需要进行遗传咨询**

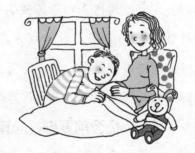

1. 曾生育过某种遗传病或先天畸形或智力低下儿的夫妇。

2. 患有某种遗传病或智力低下的夫妇。

3. 有遗传病家族史的夫妇。

4. 近亲结婚的夫妇。

5. 35岁以上高龄孕妇。

6. 有习惯性流产史的夫妇。

7. 接触过致畸物质，如铅、磷等毒物、化学制剂、放射线、同位素等的孕妇。

8. 病毒感染、长期使用药物等的夫妇。

9. 生育过一个或多个不明原因而夭折的小孩的夫妇。

▶ **（五）做一次全面的身体检查**

除做婚前医学检查外，还应做妇科检查、血常规、尿常规、肝功能、血压、口腔检查等。如果家里喂养宠物的，还要进行特殊病原体的检测（如弓形体、风疹、单纯疱疹病毒等）。另外，夫妻双方还应做艾滋病毒及梅毒检测。

如果发现患有某些妇科疾病，尤其是性传播疾病以及牙周疾病等应该及时治疗。

▶ （六）提前治愈疾病再怀孕

1. 贫血：贫血不仅可使抵抗力降低、容易感冒，严重时可导致贫血性心脏病。贫血还可引起早产、死产、死胎及胎儿发育迟缓。

2. 结核病：结核病很容易传染给胎儿。活动性肺结核的孕妇发生流产、胎死宫内、早产、低体重儿的可能性大，而且结核病的治疗可能对母儿有不良影响。

3. 心脏病：不宜妊娠的心脏病患者一旦妊娠，或妊娠后心功能恶化，流产、早产、死胎、宫内生长受限、胎儿窘迫、新生儿窒息的发生率明显增高；患心脏病的孕妇有发生心力衰竭及感染的可能，可危及生命。

4. 肾脏疾病：肾病患者一旦妊娠，易得妊娠高血压综合征，而且病情随着妊娠的继续而加重，引起流产、早产、死胎，有的必须终止妊娠。

5. 高血压：孕妇高血压易患妊娠高血压综合征。

6. 肝脏疾病：妊娠后，肝脏负担增加，如有肝脏疾病，易使肝病恶化，胎儿畸形率及流产、早产、死胎、死产和新生儿死亡率均明显增高。

7. 子宫肌瘤：患子宫肌瘤的妇女，在妊娠期没有特别异常现象，大多能正常分娩，但仍有流产、早产、胎

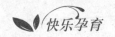
位异常、产道梗阻等可能。

此外，糖尿病等疾病也需在怀孕前治疗。

▶ （七）提前接种疫苗

接种流感、乙肝疫苗：怀孕期间得了流感和乙肝非常麻烦，它们不但可使胎儿致畸，而且乙肝病毒还可通过胎盘屏障，直接感染胎儿，有可能使胎儿一出生就成为一名乙肝病毒携带者。根据乙肝疫苗的注射周期，应提前11个月接种乙肝疫苗，并且提前5个月进行抗体检测，以便确定是否产生抗体。如果没有产生抗体，还应该补种。

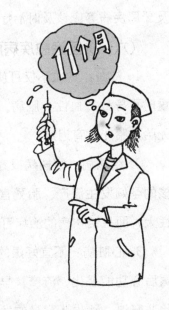

接种风疹疫苗：妇女在怀孕早期若感染风疹，病毒不仅会导致胎儿先天性心脏病，还可能导致先天性眼病、血小板减少性紫癜、肝脾变大、耳聋、

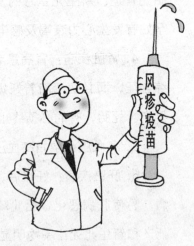

痴呆等。妇女需要提前8个月注射，以便身体产生抗体和有时间进行抗体检测。

▶ **（八）提前停服避孕药**

从优生的角度而言，平时通过服用避孕药来避孕的妇女需提前停药，让内分泌环境、卵巢的排卵功能和子宫内膜恢复良好状态以便怀孕。口服避孕 1 号、2 号的妇女，说明书上注明须停药 6 个月后才能怀孕。

▶ **（九）与丈夫一起改变不良的生活习惯**

提前 10 个月戒掉烟、酒，并禁食咖啡等对身体有刺激的东西。长期吸烟、喝酒的人，与不吸烟、不喝酒的人相比较，精子数量少 17% 左右，精子的活力低，畸形率明显增多。被动地抽"二手烟"也有可能影响到下一代的"质量"。

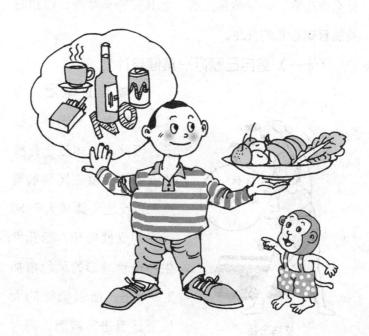

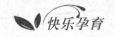

▶ （十）孕前营养调理

合理的孕前饮食能够提供合格的卵子，还能给准备受孕的妇女在体内储存一定的养料。孕前营养不足，无法储备怀孕后因孕妇反应过大、频繁呕吐、不思饮食所致的营养亏欠，这

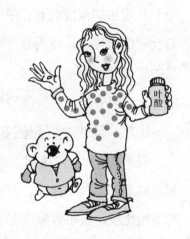

势必影响到胎儿发育时所需的养分供给。多吃鱼、蛋、瘦肉等含丰富蛋白质的食物和新鲜的时令水果、蔬菜，补充维生素、钙等微量元素，尤其要补充叶酸，以预防神经管畸形儿的发生。

▶ （十一）给自己制订一套健身计划

坚持运动

不要盲目减肥，身体过于纤瘦不利于孕育孩子。因此，身体过于纤瘦的女性应尽量在怀孕前增点肥；反之，体重大于80千克的女性怀孕，胎儿发生神经管畸形的风险增加2～4倍，所以肥胖的女性要适当进行减肥。同时还可避免因身体负担的加

重而造成的不适症状。建议准备怀孕的女性朋友要根据自身的状况制订一套健身计划。

▶ （十二）放松心情

尽量不要熬夜，注意补充营养，安排一次轻松的旅行，以便小宝宝在愉快的假期里孕育出来。

▶ （十三）性高潮有利于受孕

有专家认为，男女双方的性高潮有利于提高受孕率和实现优生优育。强烈的性高潮不但容易受孕，更助于实现优生。

男性在性和谐中射精，由于精液激素充足，精子活力旺盛，有利于及早抵达与卵子会合，减少在运行过程中受到外界因素的伤害。女方性高潮带来的有利条件更多，子宫颈碱性分泌液的增多，不仅有利于精子的游动和营养供应，还可以中和阴道的酸性环境，对精子有保护作用。研究还发现，性高潮时子宫颈稍张开，这种状态可保持30分钟之久，为精子大开方便之门。此时的子宫位置几乎与阴道形成直线，避免了精子走"弯路"。

▶ 二、常见问题

▶ （一）怀孕前检查出"小三阳"可否怀孕

一般来讲，乙型肝炎在急性期和慢性期临床意义不尽相同，是否需要治疗以及如何治疗，还需配合其他检查，如肝功能、DNA滴度等。应尊重医生的意见，检查一下肝功能是否正常。如果不正常，必须吃药调整肝

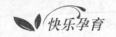

功能，调整正常了才可以怀孕，因为妊娠需要消耗身体
很多的营养和体力。

▶ （二）哪些手术或治疗后不宜怀孕

诊断性刮宫术，放、取宫内节育器等生殖器官手术
后，恢复时间不足 6 个月，产后恢复时间不足 6 个月，
口服或埋植避孕药停药时间不足 6 个月，照射 X 射线、
放射线治疗、病毒性感染或者慢性疾病用药停用时间不
足 3 个月均不适宜怀孕。人工流产和大多数的自然流产
都需要刮宫，此后子宫和卵巢等生殖器官以及人的体力
都需要一个修复、休整过程，一般以半年后再孕为宜。

▶ （三）能否自行决定胎儿性别

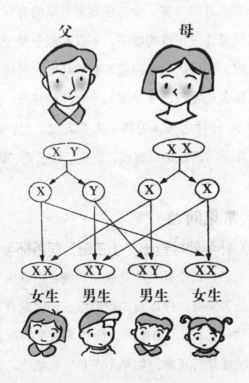

迄今为止，人类基本上还无法控制生男生女。在人类性别上起决定作用的是精子，按照性别决定的"X—Y"机理。女性的性染色体为XX，男性的性染色体为XY。一个卵子发育成男孩或女孩，取决于使之受精的精子是含Y染色体，还是X染色体。性别是在受精（受孕）的那一瞬间就决定的。此后孩子的遗传性别就无法改变。

从宏观的角度看，我们不应干预生男生女的自然过程。大自然早就安排好了人类男女性别大体上的平衡，以便让他们长大以后正好配对，相爱成婚、生儿育女，人类得以周而复始，生生不息。所以，生男生女还是应顺其自然为好。

▶ （四）为什么常常是儿子像妈妈，女儿像爸爸

女性的性染色体为XX，男性的性染色体为XY，性染色体X比性染色体Y大得多。从遗传学角度出发，性染色体上也存在某些基因，因此X染色体上所载有的基因比Y染色体载有的基因多很多。其中的X染色体是来自妈妈，Y染色体来自爸爸，由于Y染色体含的基因很少，所以儿子像妈妈；女性的性染色体为XX，其中一条X染色体来自父亲，另一条来自母亲，来自母亲的那条X染色体往往被来自父亲的那条X染色体所"掩盖"，这就是"女儿像爸爸"的原因。

但这只是人们通常看到的情况，有时也并不完全对。遗传规律非常复杂，遗传方式多种多样。孩子究竟像谁，比如个子是否像爸爸那样高，眼睛是否像妈妈那样大，

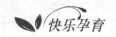

目前尚无法预测。

（五）智力与遗传是否有关

研究显示，智商较高的父母，其后代智力也较好，反之亦然。某些特殊才能，常表现出家族聚集性。但同时，智力又受到后天教育、训练及营养等环境因素的很大影响。例如，被狼叼走的"狼孩"，从小生活在狼群中，所以形成了爬行、狂叫、咬人等特性，甚至回到人群中后也不能恢复人的本性。

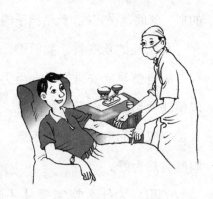

所以说，智力是先天遗传和后天教育两方面共同作用的结果。遗传只提供了智力高低的可能性，天赋极佳和极差的人都是少数，绝大多数人的智力都属中等。后天教育、个人学习和实践才是智力差异的重要因素。

（六）到哪里进行婚前检查与遗传咨询

国家规定到县级以上的妇幼保健院进行婚前检查与遗传咨询。

三、怀孕前的禁忌

（一）孕前禁烟酒

香烟中的尼古丁有致血管收缩的作用，妇女子宫血管和胎盘血管收缩，不利于精子着床。香烟在燃烧过程

中所产生的苯丙芘有致
细胞突变的作用，对生
殖细胞有损害，卵子和
精子在遗传因子方面的
突变，会导致胎儿畸形
和智力低下。吸烟还与
不孕症有极大的关系。

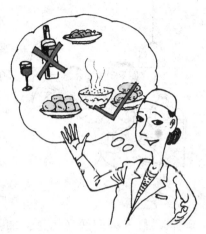

不吸烟的妻子如果
与吸烟的丈夫在一起，即所谓的"被动吸烟"，妻子会
吸入飘浮在空气中的焦油和尼古丁。如果夫妇计划生孩
子，就应该在怀孕前戒烟，怀孕后再戒烟为时过晚。当然，
最好是夫妇双方都不吸烟。

醉酒容易导致不孕与胎儿畸形。饮酒也是导致生殖
细胞质量下降、生殖健康不佳的重要原因之一，而且一
旦酒醉，需要3个月后才能恢复正常。

▶ （二）常服安眠药不宜怀孕

安眠药对人的生理功能和生殖功能均有损害，如安
定、利眠宁、丙咪嗪等，都可作用于大脑，影响脑垂体
促性腺激素的分泌。男性服用安眠药可使睾丸酮生成减
少，导致阳痿、遗精及性欲减退等，从而影响生育能力。
女性服用安眠药则可影响下丘脑机能，引起性激素浓度的
改变，表现为月经期间无高峰出现，造成月经紊乱或闭经，
并引起机能障碍，从而影响受孕能力，造成暂时性不孕。

职业女性由于工作和生活压力原因，导致失眠、乏

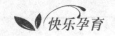

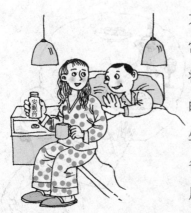

力、头昏、目眩等症状，常常靠服安眠药控制症状，这种做法是十分错误的。为了避免影响双方的生育能力，新婚夫妇或准备怀孕的夫妇千万不要滥用安眠药。一旦发生失眠现象，最好采取适当休息、加强锻炼、增加营养、调节生活规律等方法从根本上来解决，也可咨询心理医师，请求指导。

▶ （三）孕前忌养小动物

猫和狗等宠物可能会传染弓形虫病，而弓形虫病感染会引起胎儿畸形、流产或（和）发育迟缓。

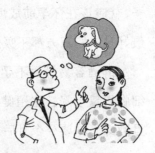

▶ （四）新婚燕尔与大悲大喜均不适宜受孕

新婚期间，操办应酬，事务繁多，男女双方既劳累又紧张，生活失去规律，身体状况难免有所下降；再加上新婚燕尔，精神兴奋，性生活频繁，精子和卵子发育不十分健康，尤其是要招待、宴请贺喜的亲朋好友，免不了要陪抽陪喝，而烟中的尼古丁和酒中的乙醇可直接或间接地使发育中的精子和卵子受到不同程度的损害，甚至发生畸变。这种受到损害的精子和卵子结合形成的受精卵，往往发育不正常。

蜜月旅行途中不宜怀孕。究其原因，是由于旅途中经常早出晚归，休息睡眠不足；或长途乘车的颠簸、跋山涉水的疲乏；或饮食起居没有规律；或卫生条件难尽如人意等。这一系列的不良因素对胚胎生长发育是一个有害的刺激，易引起先兆流产及其他疾病。

此外，有剧烈情绪变化如中巨奖、丧亲人等大喜大悲等情况均不适宜怀孕。

▶（五）勿擅自服用所谓的生子秘方"多仔丸"

所谓的生子秘方"多仔丸"，其实在医学界并不神秘，这些东西大多含具有促排卵作用的克罗米酚，在临床上正确辅助使用可明显增加排卵数量。

频频出现双胞胎、三胞胎甚至四胞胎的多胎妊娠，不仅孩子难以存活和正常发育，也给产妇的生命安全造成了很大威胁。首先，多胎妊娠本身就是高危妊娠，妊娠合并并发症是正常产妇的数倍，会对孕妇健康造成威胁；其次，擅自服用"多仔丸"，孕妇体内激素分泌会被打乱，出现卵巢过激或患上卵巢囊肿的可能性大大增加；此外，非正常多胎妊娠一旦发生，孩子健康将难以保证，极易出现严重器官发育不全，危及孩子的生命和发育。另外，养育过程中的种种艰难更是不一而足，因此，最好避免这种没有质量甚至充满危险的多胎妊娠。

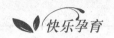

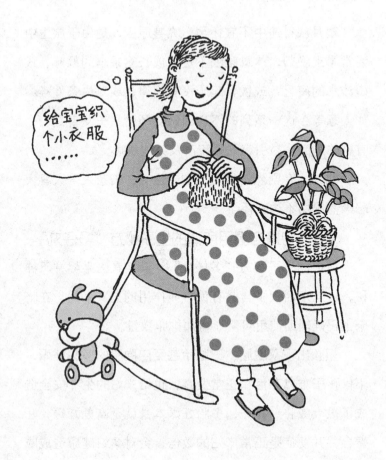

第二章　孕育生命·妊娠早期

恭喜你已经被确认受孕了！你已经成为一个准妈妈，一个新的生命开始在你的体内成长。

起初你也许感觉不到何时受孕，但如果你停止了正常的月经，应到医生那里得到证实。

从怀孕到分娩，一般经历 40 孕周，俗称"十月怀胎"。我们把这个过程分成 3 个时期，即妊娠早期——怀孕最初 3 个月（12 周内），妊娠中期（13～27 周），妊娠晚期（28 周后）。

科学证明，孕早期是胎儿大脑发育的关键时期，又称为脑神经细胞激增期。而人脑细胞增殖的特点是"一次性完成"，孩子将来聪明与否，一锤定音。母体在这一时期一旦营养摄入不足或受到各种有害因素危害，影响脑细胞增殖和髓鞘形成，将造成胎儿脑细胞永久性减少或损害，致使智力发生障碍甚至出现畸形。因此，要高度重视妊娠早期的保健。

► 一、妊娠早期须知

► （一）妊娠早期胎儿的发育

妊娠 3～4 周，称为胎芽期，胎芽长 0.5～1 厘米，状如小海马。在第四周，胚胞已牢固地植入子宫里。

妊娠第 2 个月（5～8 周），胚芽发育成胚胎。胚胎有躯体和"尾"，能分辨出眼、手和足上的小嵴，这些小嵴就是今后的手指和脚趾。本月是胎儿绝大部分器官的分化和形成期，故又称胚胎器官形成期。在妊娠第 5 周时，胚胎的神经管逐渐形成，这些神经管今后

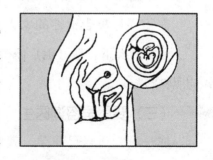

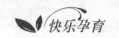

会发育成脑和脊柱。

妊娠 7 周左右，胎儿身长 2～3 厘米，重约 4 克，已经长出了手和脚，眼睛、耳朵、嘴也大略可看出，脸部初步有人形。

到第 9 周，胚胎期结束，进入胎儿期。胎儿手指和脚趾已清晰可见，胎盘开始形成，脐带也逐渐长长。到第 11 周末，孕妇的子宫已有拳头那么大，如果按压子宫周围，能够感觉到它的存在。此时胎儿的性器官形成。

胎儿的身体每天长 0.1 厘米，到第三个月末时就有 9 厘米长了。

孕妇全身各系统也开始有了变化，但外表的变化看起来并不明显。

► **（二）愉快的心情是宝宝最好的"心理营养"**

你或许会因为初次怀孕而感到紧张和不安，但必须要提醒你：愉快的心情和稳定的情绪是你和腹中胎儿必不可少的"心理营养"。所以，你要以快乐喜悦的心情，健健康康地去度过孕育的每一天，尤其是妊娠早期，这对你和胎儿都十分重要。

你还要尽早告诉你的家人、朋友和同事：你怀孕了。通常情况下，他（她）们得知你怀孕，会给你更多的照料和鼓励。

► **（三）要尽早咨询医生**

你一旦知道自己怀孕，就要尽早咨询医生，得到包括孕期营养、孕期卫生、避免有害环境、保持心情舒

畅、开展胎教、定期保健检查等各个方面的健康指导，
尽早发现问题并及时处理，以预防严重妊娠并发症或胎
儿发育异常，保障母婴健康。

在妊娠第 3 个月时，你还应该到医院办理围产保健
手册，以便医生对你的孕产过程进行全程监测和指导。

有以下异常情况者更是必须咨询医生。

有异常孕产史，如习惯性流产史、死胎史和胎儿畸
形分娩史；此次妊娠时患病或有不良接触史；妊娠期发
热、低热、避孕失败者。

若发现胎儿异常可及时中止妊娠。

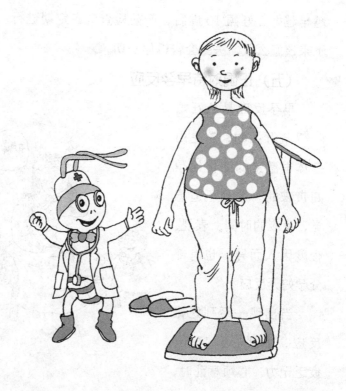

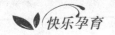
▶ （四）及时做产前检查

不要吝啬你的时间和金钱，及时的产前检查对每一个孕妇都是必要的。

产前检查，有利于对妊娠期影响胎儿健康和分娩的情况进行综合评估，以采取相应的防治和干预措施；产前检查，可以早期发现疾病或产道、胎位异常情况，以得到早期防治和纠正，预防孕期疾病的恶化；产前检查，还能使孕妇得到优生优育方面及孕期自我保健的指导，消除孕妇对妊娠和分娩的不正确看法以及不必要的顾虑。

孕妇应赶在停经后 12 周内做初次产前检查，而且越早越好。妊娠 16 周后，产前检查就应定期进行。接下来该怎么做，医生会告诉你一切。

▶ （五）正确对待早孕反应

早孕反应是从妊娠 4~7 周开始的，这是由身体里激素的变化给孕妇带来的一系列不适感觉，反应的时间、表现、程度因人而异，也有部分孕妇无反应。

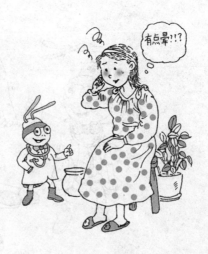

当出现一系列妊娠反应，如恶心、呕吐、疲乏无力、心烦意乱时，

你应该把它当成一个过程轻松对待，以平常心接受孕育生命这一重大使命的考验。要知道，怀孕是正常的生理现象，不必过于担忧和害怕。国外许多学者通过研究证实，妊娠反应与孕妇的情绪关系非常密切，怀孕后心态正常、情绪稳定的孕妇妊娠反应就小；反之，情绪不稳定就容易产生妊娠反应或反应较重。

通常，妊娠反应于第 3 个月加剧，同时增大的子宫压迫膀胱底部，会引起排尿频繁。妊娠 12 周左右，子宫超出盆腔进入腹腔，对膀胱压力减轻，尿频现象会好转。

极少数妇女在怀孕早期出现严重恶心、呕吐，不能进食、进水，更重者出现血压下降、体温升高、黄疸，甚至昏迷。遇到这样的情况，应该去医院检查，必要时需进行治疗。

妊娠反应在 3 个月后会自然消失。

（六）避免有害物质伤害胎儿

妊娠早期是胎儿神经管、四肢、眼睛开始分化最快的时期，也是胎儿最易致畸的危险时期。此时，一旦遇到有害物质，这些组织和器官的细胞就将停止发育而导致胎儿发育残缺不全，出现畸形。所以，防畸的重点是要尽量减少与各种化学毒物、电磁辐射、病毒等有害物质的接触，不滥用药物，不随便做放射检查和治疗，预防风疹病毒、巨细胞病毒、乙肝病毒和弓形虫的感染。

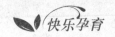

▶ **(七) 积极预防各种疾病**

预防妊娠牙龈炎：从妊娠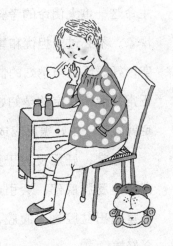
第3个月起，在体内大量雌激
素的影响下，你的口腔可能会
出现一些变化，如牙龈充血、
水肿以及牙龈乳头肥大增生，
触之极易出血，医学上称为妊
娠牙龈炎。你要坚持早晚刷
牙、漱口，防止细菌在口腔内
繁殖。

防感冒：感冒多由病毒引起，是对孕期女性威胁最
大的疾病之一。预防感冒要做到"五要"：一要勤洗手，
不用脏手摸脸，手是感冒传播的主要途径；二要防止脚
部受凉，足部着凉会反射性地引起鼻黏膜血管收缩，使
人易受感冒病毒侵扰；三要保持良好情绪，精神紧张和
情绪低落令人免疫功能降低，使人体杀伤病原微生物的
能力降低而易感冒；四要保持牙刷清洁，有的人常将牙
刷放在阴暗潮湿的地方，容易滋生病原微生物，刷牙时
病毒通过牙刷移植到口腔内，容易诱发感冒；五要注意
营养平衡，"三高"（高脂肪、高蛋白、高糖）会降低人
体免疫力。

▶ **(八) 谨慎使用药物**

尽量避免不必要的用药；并尽量使用疗效确切的
药物。

使用任何药物前都要向医生咨询，并应严格遵守医嘱，切忌盲目自行购药滥用。

即使是对胎儿安全的药物，在孕早期也要控制在最低有效剂量和最短有效疗程内使用，如果过量使用维生素 A，有可能导致白内障、耳聋及外耳畸形、无脑儿；过量服用维生素 D，有可能出现心血管畸形及颅骨骨化过度。

孕前因治疗某种疾病一直服药的孕妇，继续服药时应接受医生指导。

▶ （九）在医生的指导下补充叶酸、钙和微量元素

1. 叶酸。

叶酸将最大限度地保护受精卵不发生畸形。叶酸的缺乏除了可能导致胎儿神经管畸形外，还可使胎儿唇腭裂（兔唇）、心脏病、眼、口、胃、肠道、肾、骨骼等器官发生畸形的可能性增加，同时也会使孕妇流产的危险性增加。小剂量叶酸的补充应持续到第 3 个月末。

2. 补钙。

准妈妈消耗的钙量要远远大于普通人，胎儿骨骼形成所需要的钙完全来源于母体，如果孕期钙摄入不足，发生轻度缺钙，胎儿就会动用母体骨骼中的钙盐，以保持血钙的正常浓度。当母体严重缺钙时，就会造成肌肉痉挛，引起小腿抽筋以及手足抽搐，严重者可导致孕妇骨质疏松，引起骨软化症。补钙的时间最好能从孕前准备的时候就开始，最迟不要超过怀孕后 20 周，因为这

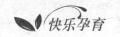

个阶段是胎儿发育最旺盛、骨骼形成的时期。

补钙首先应该从丰富食物种类、均衡饮食结构入手，牛奶、奶酪、鸡蛋、豆制品、海带、紫菜、虾皮、芝麻、山楂、海鱼、蔬菜等含钙量较高。其次才是选择补钙产品，妊娠早期母体钙的需要量大概在每天 800 毫克左右，除了从食物中摄取外，需要每天额外补充 200～300 毫克的钙剂。

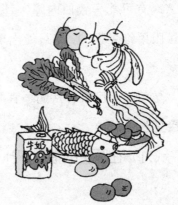
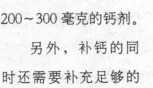

另外，补钙的同时还需要补充足够的维生素 D，以有利于钙的吸收。但如果服用了过量的维生素 D，也会造成人体中毒。

3. 微量元素。

碘是合成甲状腺激素不可缺少的重要原料，人体缺碘可引起碘缺乏病。如果孕妇体内缺碘则可导致胎儿的脑损伤，造成不可逆转的智力低下和精神运动功能障碍，表现为呆、傻、聋、哑、瘫和抽象思维能力的缺陷。孕妇和胎儿是受碘缺乏危害最严重的人群，孕妇应分别于妊娠早期（0～3 个月）、妊娠中期（4～6 个月）和妊娠晚期（7～9 个月），进行尿碘水平检测，以便科学补碘。

如果缺微量元素锌，会降低子宫的收缩力，增加分娩痛苦和出血量，加之产后新陈代谢加快，因此，孕产妇发生缺锌的概率高达 30%。如果在怀孕期间尤其在产前注意补锌，就会使体内有一定量的锌贮备。这样，既利于分娩又有助于产后康复。补锌的最佳途径是食补，应注意多吃一些富锌食物，如牡蛎、紫菜、虾皮、动物内脏、蛋黄、豆类、芝麻酱、花生、核桃、苹果等。

► （十）选择健康食品，均衡饮食

选择多样化的天然健康食物，尽量减少加工食品，不偏食或过度摄取某种食物，维持适度的体重增加，是孕期营养最重要的原则。

母体营养失衡会带来胎儿发育所需的某些营养素短缺或过多，均不利于优生。故孕前就应当对自己的营养状况做一全面了解，必要时也可请医生帮助诊断，有目的地调整饮食，积极贮存平时体内含量偏低的营养素。

一般来说，孕妇不必诸多"忌口"，多吃些蛋类、牛奶、鱼、肉、动物肝脏、豆制品、海带、蔬菜、时令水果等食物；还应粗细粮搭配、干稀搭配、荤素搭配，维持营养平衡，在保证孕妇本身的营养需求的同时，为胎儿大脑的发育提供足够的营养。

► （十一）少吃酸性食物

民间一直有"孕妇爱吃酸"的说法。其实，孕妇多吃酸性食物并不好。近几年医学界的研究证实，酸性食物和药物是导致胎儿畸形的元凶之一。研究人员发现，在妊娠的最初半个月以后，不食或少食酸性食物为好。

因为经常、大量地吃酸性食品，可使孕妇体内的pH值下降，容易引起疲乏、无力甚至患某些疾病，更重要的是会影响胎儿正常、健康地成长，造成胎儿发育畸形。

▶ **（十二）吃水果有讲究**

山楂酸甜可口，并有开胃消食的作用，是孕妇们反应期喜欢的果品，但会刺激子宫收缩，甚至导致流产，还是不吃为宜。尤其有过流产史或有先兆流产的孕妇，应忌食山楂。

龙眼、荔枝营养丰富，被作为补品食用，但其性温

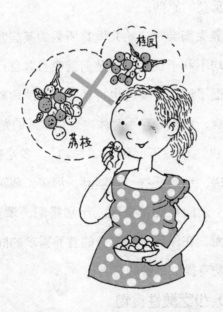

大热，有碍机体聚血养胎，妊娠期间应该少吃或不吃。

此外，也不宜以水果为主食。尽管水果营养丰富，但所含营养并不全面，尤其是胎儿生长发育所亟需的蛋白质和脂肪相对较少。

▶ （十三）尽量地吃好、喝好、睡好

尽管有早孕不适，也要主动设法稳定情绪，控制恶心、呕吐等早孕反应，以多样化的食物提起食欲，少吃多餐，尽量地吃好。即使是吐了，也要吐了再吃，以保障足够营养素的摄入。

怀了孩子，连喝水也有讲究。大约每隔2小时要饮水一次，一天饮水 1600 毫升左右。切忌口渴才饮水，口渴是大脑中枢神经发出要求补水的救援信号，说明此时体内水分已经失衡，细胞脱水已经到了一定的程度。

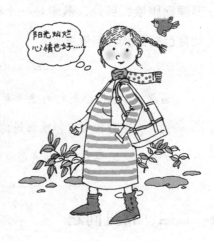

起床后喝一杯温的白开水，对人体有"内洗涤"的作用。早晨空腹饮水能很快被肠胃吸收进入血液，使血液稀释，血管扩张，从而加快血液循环。早饭前 30 分钟喝 200 毫升水温在 25℃～30℃ 的新鲜开水，可以温润肠胃，使消化液得到足够地分泌，促进食欲，刺激肠胃蠕动，有利定时排便，防止痔疮便秘。

在怀孕最初的三个月，身体变化还不怎么明显，看上去和普通女子一样，所以没有必要把自己当作一个特殊的人来看待。但由于荷尔蒙的变化，准妈妈的基础体

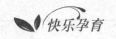
温保持在较高水平，情绪可能容易激动，常会为了一点小事而不开心。所以，要做些开心的事情，忘掉不舒服，尽量保持原来的生活节奏。

身体不适时，就躺下休息。每日要保证 8 小时的睡眠，最好再睡 1 小时午觉。睡前喝一杯温热的牛奶，提高睡眠质量。另外，散步是一个很好的锻炼方式，能够让自己感到从容与惬意。

温馨提示：怀孕最初的 3 个月是最容易失去宝宝的。为了留住宝宝，准妈妈的一举一动一定要格外当心，记得要放弃穿高跟鞋哦！

▶ 二、常见问题

▶ （一）妊娠早期做妇科检查会引起流产吗

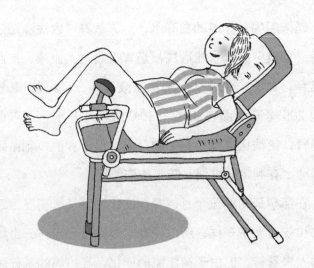

不会。不少孕妇因害怕疼痛或怕检查动了"胎气"，此类担心大可不必。常规的检查对于正常妊娠的胚胎而言是不会引起流产的。如果因此而拒绝检查，一旦异常情况不能被发现，耽误了治疗，对于自己和胎儿都不利。因此要打消顾虑，放松身心，配合医生做好孕期检查。

▶ （二）孕期用药不当会对胎儿造成哪些不利影响

药物对胎儿的实际致畸作用及潜在的影响是难以估计和预料的。即使是一些老牌药，迄今为止也难以确定其长远影响。

一般而言，服药时间发生在孕 3 周（停经 3 周）以内，称为安全期。此时囊胚细胞数量较少，一旦受有害物侵蚀可导致细胞损伤而难以修复，不可避免地会造成自然流产。若无任何流产征象，一般表示药物未对胚胎造成影响，可以继续妊娠，因此，这段时间用药对胚胎的影响为"全"与"无"。

妊娠 3 周至 8 周内称高敏期。此时胚胎对于药物的影响最为敏感，致畸药物可产生致畸作用，但不一定引起自然流产。若出现与此有关的阴道出血，不宜盲目保胎，应考虑中止妊娠。

妊娠 8 周至妊娠 5 个月称为中敏期，此时为胎儿各器官进一步发育成熟时期，对于药物的不良反应较为敏感，但多数不引起自然流产，致畸程度也难以预测。继续妊娠者应在妊娠中、晚期做羊水、B 超等检查。

孕 5 个月以上称低敏期。此时胎儿各脏器基本已

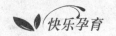

经发育，对药物的敏感性较低，用药后不常出现明显畸形，但可出现程度不一的发育异常或局限性损害。

▶ （三）孕妇为何不宜饮用咖啡和碳酸饮料

研究人员发现，咖啡因在体内很容易通过胎盘的吸收进入胎儿体内，会危及胎儿的大脑、心脏等器官，造成胎儿畸形或先天性疾病。咖啡因还会改变女性体内雌性激素与妊娠激素之间的关系，从而间接抑制受精卵在子宫内的发育，可能是促成怀孕妇女早期先兆性流产的原因之一。因此，孕妇应慎喝咖啡。

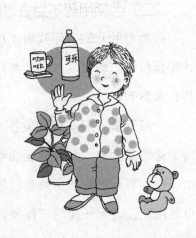

此外，多数碳酸饮料中含有较高成分的咖啡因，因此，孕妇应少饮或不饮碳酸饮料。

▶ （四）初次怀孕为何不要轻易做人工流产

频繁的人工流产容易造成子宫内膜炎或输卵管炎等后遗症，容易导致不孕、异位妊娠、前置胎盘、自然流产等；还会使子宫口松弛，给怀孕和分娩都带来困难。如果不是因为疾病或不适合妊娠分娩，第一次怀孕后最好接受这个小生命，不要轻易做人工流产手术，以免日后留下遗憾。

（五）妊娠早期患有性病怎么办

为安全起见，性病患者应该在治愈疾病以后再怀孕，治疗期间应该避孕。要强调的是，得了性病一定要到正规医疗单位治疗，而且要遵医嘱坚持随访和对胎儿

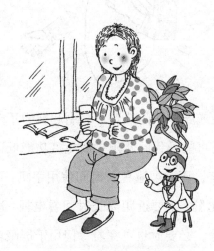

严密观察。早诊断加之合理、正规治疗，是可以治好性病并避免传给胎儿的。一般不主张人流。

孕妇无论是得了哪一种性病，都要积极求医。患有艾滋病的孕妇应该中止妊娠。

三、妊娠早期禁忌

（一）避免电磁辐射

家庭是电磁辐射源较为集中的场所，手机、电脑、电视、电磁炉、微波炉、电热毯等都有一定量的电磁辐射，包括有 X 射线、紫外线、可见光、红外线、静电场等。在导致婴儿缺陷的诸多因素中，电磁辐射的危

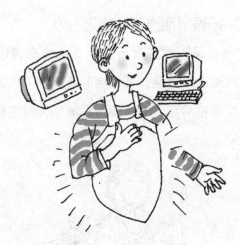

害最大：可造成肢体缺陷或畸形，引起智力不全，甚至
造成痴呆；还可能导致胎儿出生后免疫功能低下，体质
弱，抵抗力差。因此要避免长时间使用手机；不要长时
间持续操作电脑；不要近距离长时间看电视；远离微波
炉、电磁炉等。必要时也可穿着专门用于屏蔽电磁辐射
的特殊防护服。

　　还要看看你居家周围环境中有无微波发射塔、超大
型电机等辐射源存在。

▶　（二）不要过多接触洗涤剂

　　洗涤剂中的直链烷
基碘酸盐、酒精等化学
成分，可导致受精卵变性
和坏死。特别是在受孕早
期，若过多地接触各种洗
涤剂（洗衣粉、洗发水、
洗洁精等），有害化学成

分就会被皮肤吸收，在体内积蓄，从而使受精卵外层细胞变性，导致流产。

▶ （三）慎用化妆品

洗发水或者保湿霜中所含的铅、汞等添加剂会对胎儿刚刚成形的神经细胞造成损坏，甚至可能造成胎儿正在生长发育成形的神经系统出现畸形。

头发喷雾剂、洗发液等个人护理用品和玩具、清洁剂等数百种产品中，含有一种起软化作用的邻苯二甲酸酯的化学品。研究表明，邻苯二甲酸酯在人体和动物体内发挥着类似雌性激素的作用，会通过女性的呼吸系统和皮肤进入体内。如果过多使用，会增加女性患乳腺癌的概率，还会危害到男性胎儿的生殖系统。

指甲油以及其他化妆品往往含有一种名叫酞酸脂的物质，容易引起孕妇流产及胎儿畸形；男孩子长大后，还可能患不孕症或阳痿。孕期或哺乳期的妇女都应避免

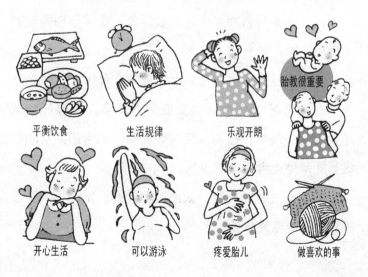

平衡饮食　　生活规律　　乐观开朗　　胎教很重要

开心生活　　可以游泳　　疼爱胎儿　　做喜欢的事

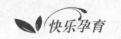

使用标有"酞酸脂"字样的化妆品。

▶ （四）远离烟酒

一定要远离烟酒，包括吸"二手烟"。香烟中含有很多有害物质，可能造成流产、早产、胎儿先天畸形；酒精很容易通过胎盘到达胎儿体内，对胎儿的脑部发育有很大伤害，胎儿的肝脏还不能分解代谢酒精。

▶ （五）忌食致敏食物

孕妇食用致敏食物不仅能引起流产、早产，导致胎儿畸形，还可引起婴儿多种疾病。据研究发现，约有50%的食物对人体有致敏作用，只不过有隐性和显性之分。有过敏体质的孕妇可能对某些食物过敏，这些食物经消化吸收后，可从胎盘进入胎儿血液循环中，妨碍胎儿的生长发育，或直接损害某些器官，如肺、支气管等，从而导致胎儿畸形或罹患疾病。可从以下五个方面进行预防：

以往吃某些食物发生过过敏现象，在怀孕期间应禁止食用。

不要吃过去从未吃过的食物或霉变食物。

在食用某些食物后如发生全身瘙痒、出荨麻疹或出现心慌、气喘、腹痛、腹泻等现象，应考虑到食物过敏，立即停止食用这些食物。

不吃易过敏的食物，如海产鱼、虾、蟹、贝壳类食物及辛辣刺激性食物。

食用高蛋白类食物，如动物肉、肝、肾，蛋类，奶类，鱼类应烧熟煮透。

▶ （六）忌在新装修的房子里孕育宝宝

刚刚装修的房子虽然看起来很漂亮，但却是杀手。装饰材料如天然石材、涂料、塑料、板材、壁纸（布）等，都会释放出放射线或有害气体，致使居室空气污染严重，成为"辐射屋""污染房"，所以最好避免在新装修的房子里孕育宝宝。

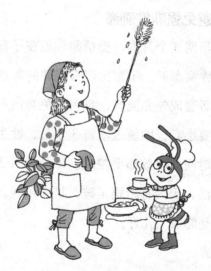

如果确实需要在刚刚装修好的新居内结婚怀孕，一定要经常开窗通气，并确认室内空气中的有害气体在安全值以下，且要在装修6个月后才入住为妥。不过，最好还是避免在新装修的房子里孕育宝宝。

▶ （七）避免铅对胎儿的危害

铅污染几乎无处不在，要注意防护。

孕妇血铅水平越高，铅危害发生概率就越大。铅可

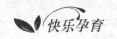

引起流产、死胎及畸形的发生，还可引起胎膜早破、早产等。孕期母体产前接触铅可降低婴儿的出生体重，胎儿脐带血中铅水平越高，婴儿出生体重就越低。

加强自我劳动保护，在孕前、孕期和哺乳期应调离铅作业岗位。

不吃含铅高的食物如皮蛋、爆米花。

不用报纸包食品，因报纸的油墨含铅量很高。

不用聚乙烯塑料袋包装食品。

▶ （八）避免强烈性刺激

在妊娠早期 3 个月内，受精卵种植在子宫的深度还有限。强烈性高潮时，子宫出现有节律的收缩，加上外力冲撞，轻者造成先兆流产，重者难免会流产，有过流产史的尤其要小心。即使过了前 3 个月，性生活中也要轻柔缓和，时间和次数都要控制。怀孕最后 3 个月，也要避免性生活，因为有胎膜早破、早产可能。为了胎儿的安全，还是悠着点儿好。

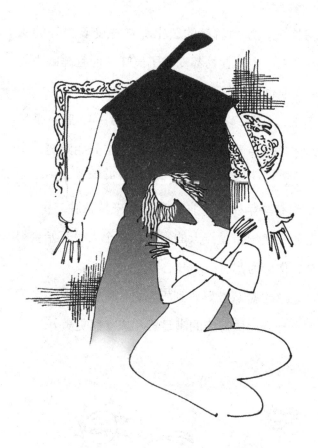

第三章　孕育生命·妊娠中、晚期

妊娠 4~6 个月（妊娠 13~27 周）这段时间，你进入了妊娠中期。腹中的小家伙儿一天比一天更多地让你觉察到他（她）的存在。你会欣赏地看着隆起的肚子，想着这可爱小家伙的模样吗？

妊娠中期是一个让准妈妈们十分自在与快乐的时

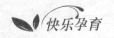

期，挺胸抬头，如同骄傲的公主那样享受着美好的生活，任何进入口中的食物都变成了美味，而且睡眠也越来越好，天空也由此似乎格外的蓝。

接下来，妊娠7~9个月（妊娠28~40周）是妊娠晚期，你虽然会欣喜地感到腹中的宝宝开始踢腿、弯腰、做体操，但也许在某一天，你突然发现镜子中映照出的那个你有些陌生。膨胀的身子越来越臃肿与沉重，或许脸上还会长出星星点点的雀斑，整个人也开始变得慵倦起来，你会为此有些不开心吗？

其实，这也是从准妈妈到妈妈之间的过程，不要不开心，没有什么比做母亲的满足感和成就感更美好！

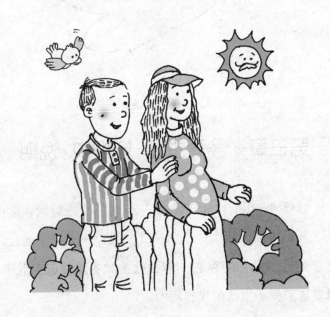

一、妊娠中、晚期须知

（一）妊娠中、晚期胎儿发育情况

进入妊娠中期，胎儿就开始迅速成长。

1.妊娠第 4 个月。

胎儿的眼、耳、鼻已完全形成。胎盘也发育成熟，母亲与胎儿已紧密连成一体。易造成流产的危险期基本结束，本月至第七个月为最安定的

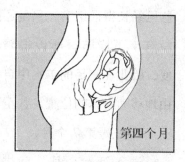
第四个月

时期。满 16 周的胎儿，身长约 16～18 厘米，体重约 100～120 克，头皮已长出毛发，差不多有妈妈的手掌那么大，泡在羊水里，像宇航员在太空里一样，轻飘飘地来回转动。

2.妊娠第 5 个月。

此时的胎儿身长有了 23～25 厘米，体重 300 克左右；运动神经和感觉神经已开始发育，出现了肌肉的细微活动。肝脏开始造血，指甲开始生长了。妈妈的下

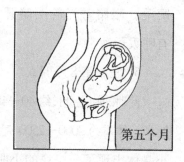
第五个月

腹部开始明显隆起，已经能够通过胎动感觉到小生命在运动。

3. 妊娠第 6 个月。

此时的胎儿长约 30 厘米，重约 650～700 克。已长出头发、眉毛、睫毛，骨骼已经长得很结实，只是还没有皮下脂肪，所以很精瘦。胎儿在充足的羊水中自由地移动身体的位置，甚至可以大头朝下"拿大顶"。

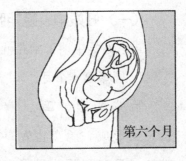

第六个月

4. 妊娠第 7 个月。

进入第七个月，就进入妊娠晚期了。此时的胎儿身长 35～38 厘米，体重约 1000 克左右，大脑和感觉系统也显著发达起来，眼睑打开了，已经有了眼睫毛。眼睛对光的明暗开始敏感，开始有了些听觉，有呼吸运动。

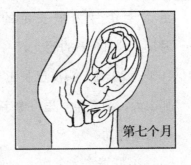

第七个月

5. 妊娠第 8 个月。

此时的胎儿身长约 40～45 厘米，体重约 2000～2500 克。小身体出现了一块块的小肌肉，双腿又蹬又蹦，胎动比原来强多了。听觉系统在这个时候发育完成。意识活动开始萌

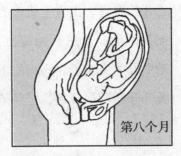

第八个月

芽，妊娠 30 周时，可以测到胎儿大脑的脑电波。头部开始慢慢向子宫下方移动，在为出生做准备。这时的胎儿已接近成熟，即使到了母体外也可以生存了。

6. 妊娠第 9 个月。

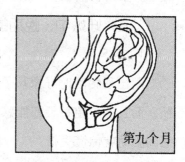

此时的胎儿身体变成圆型，身长约 45 厘米，体重约 2500～3000 克。各个器官都发育成熟，皮肤有了光泽，虽然大脑中某些部分还没有成熟，但已经

第九个月

相当发达了。对于外部刺激，不仅能够用整个身体动作，而且还有了喜欢或讨厌的面部表情，并且对来自母亲体外的光开始有反应。

▶ **（二）母体的变化**

四个月时，早孕反应逐步消失，食欲增进，体重开始增加，腰身变粗，乳房胀大，肚子也会稍微凸出。有些孕妇可能会出现小腿或脚抽筋。

五个月时，腹部突出明显，可清楚地感觉到胎动。乳头周围色素沉着明显，面部可出现蝴蝶斑，下腹部可能出现一条黑线。腹壁皮肤弹力纤维可因膨胀而形成妊娠纹。此时，孕妇外表和自我感觉都处在最佳状态，精力充沛，头发光泽，面颊红润。

进入妊娠晚期后，腹部迅速增大，下腹部和大腿感觉沉重，易疲劳。乳房丰满，挤压时有少许乳汁溢出。

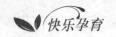

膨大的子宫压迫心脏、胃、肠、膀胱等器官，容易出现心慌、气急、胃部胀气、尿频等现象。

接近分娩时，宫底下降，腹压减弱，呼吸困难有所改善。子宫收缩也将渐渐频繁，阴道分泌物增多。

（三）妊娠中、晚期的保健

1. 第 5 个月。

刚出现胎动时好像肠子在蠕动，这时的胎动不很活跃，而且不一定每天都能感觉到，不必由于有一天没有感到胎动就惊慌失措。

注意你的体重。有条件的话，在家中备有体重秤，一星期称重 1 次。妊娠中期，每周体重增加不要超过500 克。

由于怀孕后体内激素的变化，可能会发生皮肤瘙痒，这是妊娠期较常见的生理现象，但也应做肝功能等检查，以排除妊娠期肝内胆汁淤积症。

发生腿抽筋现象主要是因孕妇血液中缺钙引起的，应在医生的指导下补钙。

面部出现蝴蝶形"妊娠斑"的孕妇外出时应戴遮阳帽。

记着去上产前学习班，与许多准妈妈在一起听课，会增强你的自信心。

2. 第 6 个月。

这个月的产前检查要做 B 超检查，以了解胎儿的器官发育、羊水量、胎盘位置，重点要排除胎儿畸形。

你应该穿上腹部宽松的孕妇服装了。衣料选用以轻软、透气、吸湿性好的真丝、纯棉织品为佳，不宜用化纤类织品。

由于钙质等成分被胎儿大量摄取，有时会牙痛或患口腔炎，注意口腔卫生。

脚面或小腿可能会有浮肿现象，站立、蹲坐太久或腰带扎得过紧，浮肿就会加重。一般浮肿不伴随血压升高、尿蛋白，就属于怀孕后的正常现象。如果浮肿逐渐加重，要到医院检查。

妊娠期易患尿路感染，多喝水是保证尿路畅通的有效方法。

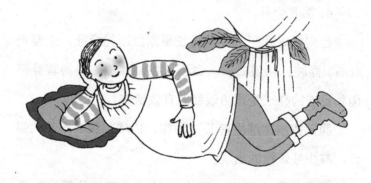

保证充足的睡眠，适当的活动及良好的营养补充，最关键的是保持愉快的心情。为了翻身方便，不宜睡软床。增大的子宫使你必须采用侧卧位睡眠，尤以左侧位为好。不过，单一的左侧卧位会使心脏受压，所以适当的左右交替是必要的。

3. 第7个月。

保证充足的睡眠。睡眠中母亲的脑垂体会不断产生

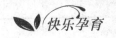
促进胎儿生长的激素。

避免提重东西、向高处伸手、突然站起来等动作。

此期的孕妇脚容易浮肿，睡觉时，最好把脚稍微垫高一些。

以下几种治疗妊娠浮肿的食疗方法，不妨试试。

方法一：鲤鱼片100克，入麦片粥内烫熟，加盐、味精、葱、姜末少许。

方法二：赤小豆30克，与麦片30克同煮粥，加饴糖一匙。

方法三：冬瓜250克，煎汤，日服两次。

4. 第8个月。

已到妊娠晚期，要预防妊娠高血压综合征。主要表现有：浮肿、尿蛋白、高血压。控制体重，保持营养平衡和足够的睡眠是预防该症的有效措施。

腹部擦液体维生素E或油脂，以增加腹部皮肤的弹性，减少妊娠纹的出现。

要学会腹式呼吸，因为它可以将充足的氧气输送给胎儿。腹式呼吸方法为：背后靠一小靠垫，把膝盖伸直，全身放松，把手轻轻放在肚子上。然后开始做腹式呼吸，用鼻子吸气，直到肚子膨胀起来；吐气时，把嘴缩小，慢慢地、有力地坚持到最后，将身体内的空气全部吐出，注意吐气的时候要比吸气的时候用力，慢慢地吐。每天做三次以上。

5. 第 9 个月。

不刺眼的柔和的光，能增强胎儿大脑对明暗反应的节奏感，促进大脑的发育和成熟。建议准爸爸用手电筒移动照射准妈妈的腹部，训练宝宝对光的敏感性。

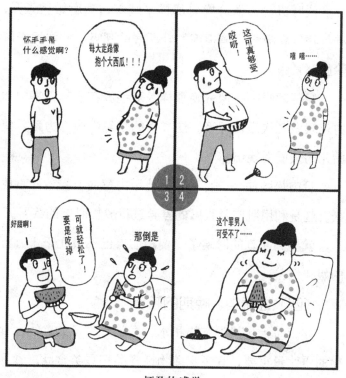

怀孕的感觉

沉重的身体加重了腿部肌肉的负担，会抽筋、疼痛，你睡觉前可以按摩腿部或将脚垫高。

你也可能会腰痛，不必太介意，分娩后自然痊愈。

由于精神上的疲劳和不安，以及胎动、睡眠姿势受限制等因素，你可能会经常失眠。不必为此烦恼，睡不着干脆看一会儿书，心平气和自然就能够入睡了。

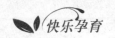
以后的日子里切忌慵懒，更不要以肚子为借口放纵自己酣吃酣睡。要进行适量的运动，散步是一种非常好的运动方式，这样会有助于你的顺利分娩。以下几种运动每天练习半小时，可以消除分娩时肌肉的无效紧张：

浅呼吸——像分娩时那样平躺着，嘴唇微微张开，进行呼气和吸气间隔相等的轻而浅的呼吸。此法用于解除腹部紧张。

短促呼吸——像分娩那样，双手放在一起，集中体力连续做几次短促呼吸。这样为的是集中腹部力量，使胎儿的头慢慢娩出。

肌肉松弛法——肘和膝关节用力弯曲，接着伸直放松。这是利用肌肉紧张感的差异进行放松肌肉的练习。

就要到冲刺的时候了，要相信自己不会比千千万万的姐妹们差。

▶ **（四）妊娠中、晚期的膳食**

你应每天早晨喝牛奶和水，多吃纤维多的食物。食物的质比量重要，宜多吃动物性食品和豆类食品。食物一定要多样。

饭量增加后，容易便秘。预防便秘应多吃富含纤维素的粗粮和果菜，还可以饮用酸奶和蜂蜜，起到润肠通便作用。多饮水，每天至少喝6杯开水。有浮肿现象的孕妇晚上少喝水，白天要喝够量。

第4个月是宝宝长牙根的时期，要多吃含钙的食物，让孩子在胎里就长上坚固的牙根。注意少吃含白砂

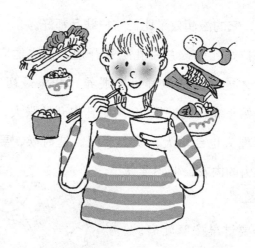

糖多的食物，因为白砂糖有消耗钙的不良反应，且易引起发胖。你可选用红糖，红糖中钙的含量比同量的白糖多2倍，铁质比白糖多1倍，还有人体所需的多种营养物质，有益气、补中、化食和健脾暖胃等作用。

少吃含盐多的食品，盐分吸收太多，会在后期引起浮肿。

到了孕晚期，越来越大的腹部使你心慌气喘、胃部胀满，要注意一次进食不要太多，少食多餐，把吃零食也算作饮食的一部分。

此时，消化功能继续减退，更加容易引起便秘。多吃些薯类、蘑菇、香菌、海草类及含纤维多的蔬菜。

▶ （五）做好产前乳房护理

为了防止产后哺乳时发生乳头皲裂，要经常擦洗乳头，但不要过于用力，否则易使乳头皮肤干燥、损裂。不需要使用润肤乳，妊娠28～36周初乳出现，在沐浴之后，挤出少量乳汁，涂在乳头周围皮肤上。干后就形

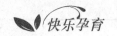

成薄膜，它的滋润效果比任何护肤品都好。

保护好乳房，并将乳腺管开通，使之适应宝宝的吸吮，才能愉快地做好母乳喂养。妊娠最初 3 个月，乳房开始胀痛，到妊娠 28 周时乳房开始胀大，有静脉显露，乳头也会增大，颜色变深。这时候，要用有足够承托力的内衣，但不要紧压乳头。

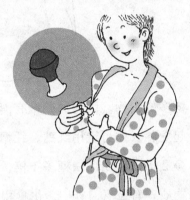

不要过早按摩乳房。有研究显示，产前做乳房按摩，有可能是早产的原因之一。

温馨提示：

检查自己的乳头：自乳晕处抓住乳头向外牵引，检查是否能延伸，能延伸 2 厘米的为合格。

如果你的乳头是凹陷的，每天沐浴时，用手指把乳头轻轻向外牵引，反复做。

▶ **（六）怎样自我监测胎动**

你要学会自我监测胎动。胎动是胎儿在母体内安危的重要标志。胎动正常是宝宝告诉妈妈他（她）在宫内感觉良好的一种表现。当宫内缺氧时，往往首先是胎动减少，继而消失，胎心音 24～48 小时也会消失。而胎

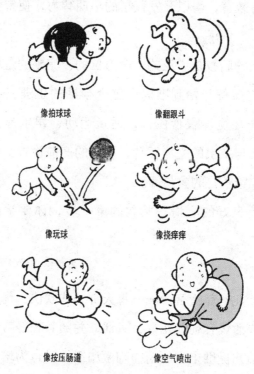

像拍球球　　　　　　　像翻跟斗

像玩球　　　　　　　像挠痒痒

像按压肠道　　　　　　像空气喷出

动过频也是宫内缺氧的表现，常常是胎儿早期缺氧的症状。因此，自妊娠 7 个月开始至临产前，你必须每日监测胎动。尤其妊娠最后一个月，医生将依据胎动情形判断是否需要催生或剖宫产。

可以利用胎动对宝宝进行家庭监护。具体做法是：每天早、中、晚各测 1 小时，3 次的数字相加乘以 4 即为 12 小时的胎动数。正常为 30～100 次。如胎动每小时低于 3 次或比前一天增加或下降 1/2 以上，说明胎儿在宫内有缺氧现象，应到医院急诊。

▶ （七）适时实施胎教

狭义的胎教就是通过对腹中的胎儿进行音乐、形

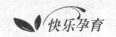

象、语言教育，得以开发孩子的早期智力，使宝宝更加聪明。

广义的胎教是广泛的、全方位的、完整的过程，包括从孕前准备开始到准妈妈整个孕期的生理、心理情况，工作环境，衣食住行，适量运动，娱乐等休闲活动，以及与宝宝的交流互动，系统的产前检查，相关人员（如准爸爸）的参与等。

保持良好的心情是胎教的第一步，你要学会排遣烦恼。

1. 听。

和胎儿一起听音乐——每天听一些欢快、优美动听的音乐或活泼有趣的儿歌、童谣，并随着轻轻吟唱，这能够为胎儿提供丰富的精神刺激和锻炼，也为培养智力打下了基础；怀孕中期，将一些优美的乐曲通过母亲的腹部源源不断地灌输给胎儿，培养胎儿的听力，也刺激大脑神经细胞的形成。小心，声音不要放得太大，时间不能超过 5 分钟，以免损坏孩子的听力。

2. 读。

阅读或朗读优美的散文、诗歌。

3. 看。

经常欣赏名画、美好的事物与大自然中美丽的山水花草、鸟兽虫鱼等。

4. 说。

每天固定时间和宝宝说话，如早晚同胎儿打招呼，对胎儿讲讲话，把胎儿当作一个能听、能看、有生命、有思想、能理解父母、有感情的谈话对象。通过父母充满爱意的呼唤与谈话，给予胎儿良性的刺激，这能够丰富胎儿的精神世界，开发他（她）的智力，尤其是准爸爸的对话，更能吸引胎儿的注意。

▶ （八）怎样推算预产期

以末次月经时间为据，月份加 3 或减 9，日期加 7（农历加 15）即为预产期。注意，预产期不是宝宝娩出的具体哪一天，而是一个时期，表明此时期最适宜瓜熟蒂落。早多了、晚多了都不怎么好。

▶ （九）丈夫要做妻子的贴心人

要动员准爸爸和你"一起怀孕"。在你怀孕的过程中，准爸爸不要采取一种旁观者的态度。准爸爸积极地参与，无论对夫妻关系，对你的身体以及未来的三人世界都非常有好处。具体可以这样做：

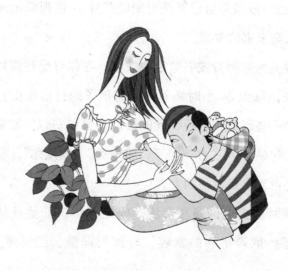

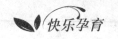

要他和你一起学习孕育知识，一起阅读有关的图书、杂志，了解一些与怀孕有关的知识，使"怀孕"这件事情对他来说显得更加真实。

让他陪你去医院做身体检查，听听胎儿的心跳，从屏幕上看看你们还未出世的宝宝在活动，这恐怕会成为他终生难忘的经历。

让他和你一起感觉宝宝的活动，让他将耳朵贴在肚皮上听胎儿心跳的声音，隔着肚皮触摸胎儿。

让他和你一起做胎教，看着大肚子和胎儿说说话。至于说什么，当然是随便他。不过我们的建议是他可以在每次对宝宝说话的时候多重复一些简短的句子，比如"你好啊！小家伙""我的乖宝宝""爸爸来了"等。

接受他送给你一件怀孕纪念特别礼物。特别的概念与昂贵无关，与大小无关，但应该是发自内心，能真正表达他的感情的。如一个镶着你们俩旧照片的别致相框（甚至也可以是你自己婴儿时期的照片）；用视频记录下你对家庭未来的梦想。

要他为你擦背或者做足底按摩。在你忍受背痛和双脚肿胀，每天 24 小时怀着你们的孩子的日日夜夜，他给你的一些温柔和照顾，就能给你力量和安慰！如果再加上几句贴心话："你受苦了，亲爱的""我爱你"，那么你将是世界上最幸福的女人！

随时与丈夫沟通和交流，向他倾诉，让他接纳你的抱怨，取得足够的宽容、理解与同情。这样做了，你们共同创造的不再仅仅是一个孩子，而是一个温馨的家庭。

► 二、常见问题

► （一）怎样预防流产、早产

走路、上下楼梯要格外小心，不要摔倒。

避免剧烈运动，不干重体力活儿，特别是挑、抬、扛、提重物，更不能挤压腹部。

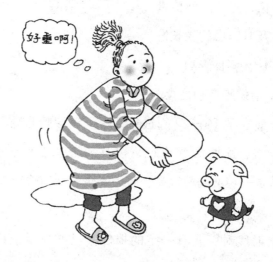

理智地对待性生活。性快感可使子宫收缩而引起流产、早产或产后大出血，应格外谨慎，妊娠前3个月和最后3个月最好暂时中止性交。夫妻双方入睡时，丈夫要理智和克制，妻子不应迁就。为避免双方入睡时身体接触产生性欲，有的夫妇采用分床、分被而睡。

若出现阴道流血、腰痛、小腹痛应及早就医，但切忌滥用药物盲目保胎。

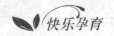

▶ **（二）常用的产前检查项目有哪些**

1. 超声波产前诊断。

B 型超声波扫描对明
显的胎儿内脏畸型、肢体
畸形、无脑儿、胚胎发育
异常、小头畸形、多胎妊
娠，以及羊膜腔穿刺时穿
刺点的定位，具有很高的
诊断价值，且超声波检查
对胎儿及其以后的生长发
育没有什么不良影响。

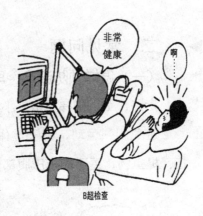

B超检查

2. 羊膜腔穿刺检查。

一般在孕 16～22 周进行，用于确诊胎儿是否有染
色体异常、脆性 X 综合征，以及某些单基因遗传性疾
病，这是一种准确性很高、较为安全的产前诊断技术。

3. X 射线检查。

X 射线对胎儿有一定的损伤，已很少用于产前诊
断。但在妊娠晚期，医生怀疑胎儿骨骼发育异常时，往
往需要用到这一检查手段。

4. 绒毛穿刺检查。

一般在孕 10～12 周进行，主要用于了解胎儿的染
色体有无异常、有无脆性 X 综合征及某些单基因遗传
性疾病。

5. 胎儿镜检查。

这是一项技术性较强的产前诊断项目。一般在妊娠第15～20周时进行检查。用超声波定位后，经过局部麻醉做一腹部小切口，将此镜插入羊膜囊，可以直接观察胎儿的外形、性别，判断有无畸形，进行皮肤活检或从胎盘表面的静脉抽取胎儿血标本，能对胎儿的某些遗传性代谢疾病、血液病进行检查。

6. 脐静脉穿刺检查。

孕20～24周为最佳检测时间，用于确诊胎儿是否有染色体异常、脆性X综合征、某些单基因遗传性疾病以及胎儿是否有病毒感染、是否有甲状腺功能异常、血液病等。脐静脉穿刺检查也是一项技术性较强、准确性很高的产前诊断技术。

▶ **（三）妊娠晚期产检要注意些什么**

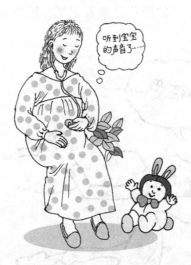

听到宝宝的声音了……

首先，你要遵照医嘱按时检查，不能自作主张减少检查次数，否则有可能错过某些检查和治疗的最佳时机。

其次，要听产前讲座、母乳喂养宣教，尤其是初产准妈妈。否则，当阵痛来临、面对刚出生的小宝宝时，你会紧张焦虑和手足无措。

检查过程中，有什么问题、不适的感觉，可以及时

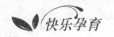
向医生报告和咨询，以免忽略了一些疾病的早期症状，耽误及时治疗。

▶ （四）为什么每位孕妇都应做 Rh 血型检测

新生儿 Rh 溶血病是由于母亲和胎儿血型不合引起的一种溶血性疾病，可以引起胎儿红细胞破坏，发生溶血，导致胎儿贫血，甚至死亡。Rh 溶血病也可导致新生儿黄疸（皮肤、眼睛变黄）、贫血、脑神经损伤、智力障碍、心衰甚至死亡，但不会影响母亲健康。

虽然 Rh 溶血病发生率低，但其严重程度远远高于 ABO 溶血病。因此，每一位孕妇都必须做 Rh 血型检测，避免悲剧发生。

▶ （五）什么时间开始做胎教比较好

胎教是接受教育的起点，孕 3 个月就可以进行胎教。实验证明，妊娠 6 个月的胎儿已具备记忆、听力和

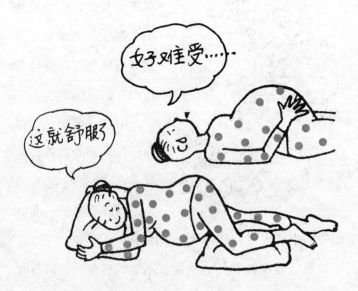

学习的能力，可以开始进行音乐胎教了。胎儿和刚出生的新生儿一样，每天都是睡觉的时间多，清醒的时间少，而且是交替着睡睡醒醒。要知道胎宝宝是睡还是醒，胎动会告诉你，如果他（她）动得很起劲，表示他（她）很清醒；如果他（她）一点也不动，即使你吵他（她）、推他（她）也不理，表示正在熟睡。

随着孕周的增加，胎儿的作息时间会越来越规律，到妊娠36周以后，他（她）几乎已经建立好属于自己的生理时钟并维持到出生后的几周。

因此，要在胎宝宝清醒时做胎教，他（她）才能专心"学习"。

► ## （六）如出现下列症状，请立即去医院检查

1. 不能缓解的头痛、头昏、恶心、呕吐或腹痛。

2. 出现视力模糊。

3. 严重而持续的胃痛。

4. 阴道出血或流水。

5. 发热。

6. 胎动减少或消失。

► # 三、妊娠中、晚期禁忌

► ## （一）避免在厨房里久留

孕妇最好少入厨房，如果需要去，一定要尽量减少停留时间，还要保持厨房良好的通风。

有关研究表明，粉尘、有毒气体密度最大的地方不

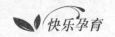
是工厂、街道，而是生活中天天都离不开的厨房。因为煤气或液化气的成分均很复杂，燃烧后在空气中会产生多种对人体有害的气体，其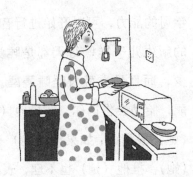中放出的二氧化碳、二氧化硫、二氧化氮、一氧化碳等有害气体，要比室外空气中的浓度高出好多倍，加之煎炒食物时产生的油烟，使得厨房污染更加严重。更为有害的是，在同时释放的粉尘和煤烟中，均含有强烈的致癌物——苯并芘。

当孕妇把这些大量有害气体吸入体内时，会由呼吸道进入到血液，通过胎盘屏障进入到胎儿的组织和器官内，使胎宝宝的正常生长发育受到干扰和影响。

▶ **（二）避免去拥挤、喧闹的场合**

闹市区机动车辆密集，排出的尾气中含有大量的一氧化碳、铅、氮和硫的氧化物。一氧化碳与人体红细胞中的血红蛋白牢固结合，引起全身不适、肌肉酸软及头晕目眩等；特别是尾气中的铅被吸收到孕妇血液后，可以通过胎盘屏障进入胎宝宝体内，影响大脑的发育；另外，在距离地面3～5米的空气中，还有肉眼看不到的粉尘颗粒，里面含有有毒的元素及物质，会影响造血和泌尿功能，因此孕妇不宜去闹市区散步。

孕妇应多在幽静的绿荫路上散步，有条件者最好经常置身于森林中做"森林浴"。新鲜的空气，低含尘量，没有噪声的环境，既可使孕妇精神得到放松，又可得到充足的"空气维生素"——空气负离子，对腹中的胎宝宝生长发育十分有利。

▶ （三）不要迷恋筑"方城"

孕妇长时间筑"方城"（指打麻将），也易引发神经衰弱、头晕失眠、消化性溃疡、泌尿系统疾病、下肢血管病变、痔疮甚至心脑血管病等种种疾患。对胎儿来说，来自坐位的压迫，可妨碍子宫的血液循环和供养，直接

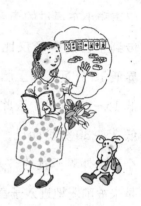

影响胎儿脑发育，以致造成胎儿出生后的智力低下和精神障碍，神经胶质细胞营养不良、佝偻病、低体重、高死亡率和脑瘫痪等，即便将来得到良好的哺乳喂养，也难以纠正。

▶ （四）远离医疗环境

在传染病流行期间，临床医生、护士经常与患各种病毒感染的病人密切接触，而这些病毒（主要是风疹病毒、流感病毒、巨细胞病毒等）会对胎儿造成严重危害。孕妇在非必需检查和治疗的情况下，尽量少去医院。

▶ （五）尽量避免噪声

有学者设计了一项有趣的实验：把一个微型麦克风

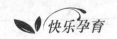

放置在胎儿头部的后方，结果发现外界声音的基本音节全部能传入子宫，胎儿居然能清晰地听到体外人们的讲话声、开门声和小车通过的声音。传到子宫的声音仅比外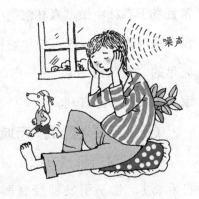

界低 10 分贝，加上胎儿耳中充满液体，又可将声音降低 15～20 分贝，因此，胎儿所感受到的声音只比外界低 25～30 分贝而已。由此可见，母亲的子宫并不是一个不受外界干扰的"人间天堂"，外界的强大声波几乎是未被削弱地进入子宫内。

研究表明，孕妇在怀孕期间接触强烈噪声（100 分贝以上），会使出生后的婴儿听力下降的可能性增大。这可能是由于噪声对胎儿正在发育的听觉系统有直接的抑制作用。

到 32 周时，胎儿听力已接近成人，外界噪声能明显干扰胎儿睡眠、休息，不利于其生长发育，连续 10 分钟的大分贝声音就可使胎儿血压升高。当噪声大于 100 分贝时，死胎、死产和畸形儿均随噪声等级升高而增加。

因此，孕妇生活在噪声环境中不仅对自身健康有害，也不利于胎儿的正常生长发育。

▶ （六）不要睡电热毯

假如你的孕期进入了冬季，睡觉时最好不要使用电热毯取暖。电热毯通电后会产生极低频的电磁场，妨碍胎儿细胞的正常分裂。对电磁场最敏感的是胎儿的骨骼细胞，当胎儿迅速分裂的细胞受到电热毯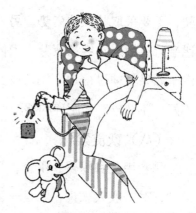产生的电磁场干扰时，就会发生异常改变。如确需使用，正确的用法是：先预热半小时，睡前关闭开关，拔掉电源插头。

▶ （七）不要自驾汽车

据检测，九成以上汽车内空气质量有问题。车内空气污染主要来源于座椅、顶篷等处所用的胶水、纺织品、塑料配件等各种车内装饰材料挥发出来的有毒气体，包括苯、甲醛、丙酮等。我们所熟悉的"新车香味"其实就是挥发性有机化合物和污染物的集合体。车内这些有毒气体中的甲醛等物质可能致癌，有的则会对神经系统、免疫系统、内分泌系统及生殖系统产生影响，使人产生困倦、无力、胸闷、精神恍惚和过敏等现象。

许多孕妇驾车时习惯前倾的姿势，容易使子宫受到

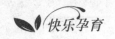

压迫，产生腹部压力，特别是在怀孕初期和怀孕七八个月时，最容易导致流产或早产。怀孕期间若是短距离驾驶，不要采取前倾的姿势。另外，怀孕期间孕妇的神经比平时更敏感，容易疲劳、困倦、情绪不稳定，而驾驶汽车如果精神过分地专注，疲劳感就会增强。如果路况不好，还是放弃长距离的驾驶比较安全。

（八）饮食禁忌

忌食甲鱼和螃蟹。甲鱼，又称为鳖，具有滋阴益肾之功，对一般人来说，它是一道营养丰富的菜肴。但是甲鱼性寒，有着较强的活血散瘀功效，因而也有一定堕胎之弊，尤其是鳖甲的堕胎之力比鳖肉更强。螃蟹虽然味道鲜美，但其性寒凉，也有活血散瘀的功效，故对孕妇不利，尤其是蟹爪，有明显的堕胎作用。

忌食滑利之品。薏仁又称薏米，是一种药食同源之物，中医认为其质滑利。药理实验证明：薏仁对子宫平滑肌有兴奋作用，可促使子宫收缩，因而有诱发流产的可能。马齿苋又名马齿菜、瓜仁菜，它既是草药又可当菜食用，其药性寒凉而滑利。实验证明，马齿苋汁对于子宫有明显的兴奋作用，能使子宫收缩次数增多、强度增大，易造成流产。

禁食法式炸薯条、薯片。炸薯条、薯片含有可能致癌的化学物质丙烯酰胺，孕妇吃后很容易进入胎儿幼嫩的大脑，对胎儿脑部发育不利。

忌过量食用猪肝。猪肝中含极丰富的维生素 A，会导致早产和胎儿发育不健全。

避免饮用含有咖啡因的饮品及浓茶。

避免高糖、高脂肪食物。吃太多高糖、高脂肪食物，会令孕妇过胖，从而增加妊娠性糖尿病、妊娠性高血压的症状，分娩时也会有困难。

（九）保持夫妻间的和谐恩爱

妊娠会使某些妇女对性交的兴趣增加，如果你的妊娠正常，在妊娠期前 3 个月过后，你可以很安全地进行性交。但是，在妊娠的最后 3 个月性交，可能会导致早产，建议你最好不要有性交活动。如果不能做到，你就应以侧躺的姿势或你在男伴上面的姿势来进行性交，这样你的伴侣的阴茎插入不会太深，因此造成早产的危险性也小一些。而且，你还会发现以这种姿势进行性交更舒服一些。

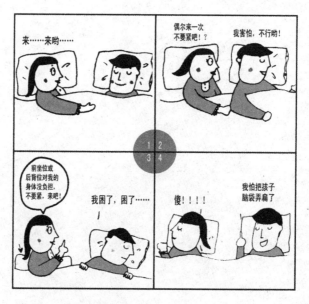

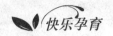

也有些妇女在妊娠时却会对性交失去兴趣。不过别担心，如果你出现失去性交兴趣的情况，在分娩后，你的性欲一定会恢复正常。

如果你在以前的几次妊娠初期都发生过流产，或是最近有先兆流产的情况，你应该就你在妊娠期性交的问题去请教医生。

有关在妊娠期从事性交活动的时机以及可能发生的不良反应的说法各有不同，争议很多。

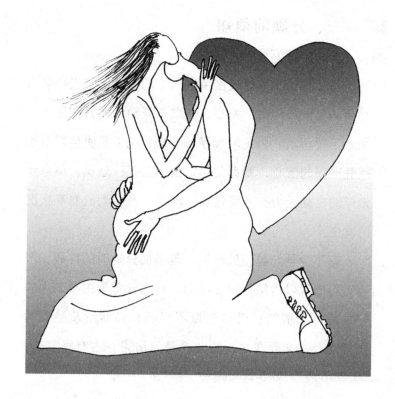

第四章　生命问世·分娩前后

　　对于即将到来的分娩，你的最大忧虑就是分娩时的产痛。过来人的忠告和媒体的渲染，给了你太多的恐惧。但是，你应知道，分娩虽然会有一定的痛苦，但是孕产是正常生理过程，是一件"痛并快乐着"的事情。放松心情，会大大减轻你的痛感。

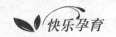

一、分娩前须知

（一）做好临产的准备

要从思想上做好迎接宝宝出生的准备：丈夫和家人对孕妇要倍加体贴、关心、安慰和鼓励，尤其在婴儿性别上不要苛求，以免增加孕妇心理压力；要使孕妇增加战胜产痛的信心，要避免孕妇由于紧张、恐惧、焦虑而造成的宫缩无力、产程延长、滞产、产后大流血等状况的发生。

有不少孕妇越临近产期，越惧怕分娩时的疼痛，严重者可出现以情绪不稳、冲动、行为异常为主要表现的妊娠期焦虑情绪。母体气血不顺畅，必然危及胎儿的正常发育，久而久之，胎儿易受到伤害。古有医家云："大怒小产"，就是这个道理。

做好临产的物质准备。为母亲准备：消毒的卫生巾、卫生纸；为小宝宝准备：小包被，柔软的布质尿布、衣服、洗澡用具；准备好产后调养（坐月子）的居室，注意房间清洁、卫生、通风、朝阳。

做好临产前孕妇个人卫生。每天早晚用肥皂液温开水擦洗外阴、大腿内侧和下腹部，临近分娩时更要好好洗个澡，以淋浴为佳，以防产后发生生殖道感染。

（二）学习了解分娩知识

产妇要在专人陪伴下，熟悉待产室、分娩室环境，主动与助产人员交流，增强分娩的安全感和信任感；要看录像、图片、模型等，学习正常妊娠分娩知识，了解

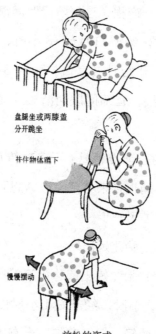

盘腿坐或两膝盖
分开跪坐

扶住物体蹲下

慢慢摆动

放松的姿式

正常的分娩过程和可能出现的异常情况，认识分娩是一个正常生理过程，分娩时的疼痛是一种生理现象。正确对待宫缩时的阵痛，了解阴道分娩对于产后母婴健康的意义，消除疑虑，打消恐惧和焦虑，积极面对、安心等待分娩。

▶ **（三）自然分娩的三个产程**

自然分娩经历三个阶段，称为三个产程。产妇要充分地了解分娩中各个产程的特点，并在分娩前开始积极做好心理准备，分娩时才能充满信心，积极与医护人员配合。

1. 第一产程：宫口扩张期。

从产妇出现有规律的子宫收缩开始到宫口开全（10

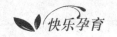

厘米）即称为第一产程。这一阶段时间很长，一般初产妇为 8～12 小时，经产妇为 6～8 小时，宫口扩张的速度不是均匀的。开始时（宫口扩张至 3 厘米之前）较慢；随着产程进展，宫缩间歇期渐短且强，宫口扩张速度也会加快。

产妇应做的心理准备是：正确对待宫缩时的疼痛。因为宫缩带来疼痛也带来希望，应该想到每次宫缩就是胎儿向目的地前进了一步。

2. 第二产程：胎儿娩出期。

从宫口开全到胎儿娩出即称为第二产程。这一阶段初产妇约需 1～2 小时，经产妇 1 小时以内。此时，产妇会感觉宫缩痛减轻，但在宫缩时会有不由自主的排便感，这是胎头压迫直肠引起的。

产妇应做的心理准备是：学会宫缩时正确屏气向下用力，运用腹直肌和肛提肌的力量帮助胎儿顺利娩出。宫缩间歇时停止用力，抓紧休息。当胎头即将娩出时要张嘴哈气，缓解腹压，使胎头缓慢地娩出，避免会阴撕裂。

3. 第三产程：胎盘娩出期。

从胎儿娩出到胎盘娩出的过程即称为第三产程，一般为 10～20 分钟左右。胎儿娩出后不久，伴随轻微的疼痛，胎盘剥离排出。胎盘排出后，要检查产道有无裂伤并缝合伤口。

（四）建议住院分娩

分娩是生理过程，但也有风险。住院分娩可在产科医生的精心观察和严格监护下，用科学的手段对母体和胎儿进行一系列的检查和监护，及时发现分娩中出现的异常情况，采取有针对性的处理措施，有效地转化危险因素，使母子安全得到比较可靠的保障。此外，住院分娩还有利于新生儿出生后立即注射相应的疫苗。因此，孕妇应尽可能地到医院去分娩。

孕妇在产前如有高血压、心脏病、肾脏病、糖尿病、肺结核、阴道不规则流血、胎位不正、分娩年龄小于 16 岁或大于 35 岁、身高小于 1.45 米、骨盆畸形、有死胎死产及难产史等情况者更应尽早住院待产。

（五）尽量选择自然分娩

俗话说"瓜熟蒂落"，自然分娩是人类繁衍过程中的一个正常生理过程，也是人类的一种本能行为。在这一过程中，产妇和胎儿都具有潜力主动参与并完成分娩过程。

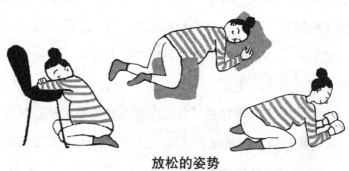

放松的姿势

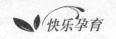

自然分娩的过程中，子宫有规律地收缩能使胎儿肺脏功能得到锻炼，肺泡扩张促进胎儿肺成熟，小儿出生后很少发生肺透明膜病。同时有规律的子宫收缩及经过产道时的挤压作用，可将胎儿呼吸道内的羊水和黏液排挤出来，大大地减少新生儿吸入性肺炎的发生概率。

经阴道分娩时，胎头受子宫收缩和产道挤压，头部充血，可提高呼吸中枢神经的兴奋性，有利于新生儿出生后迅速建立正常呼吸，是有利于优生的过程。分娩时腹部的阵痛使孕妇大脑中产生内啡肽，这是一种比吗啡作用更强的化学物质，可给产妇带来强烈的欣喜感。另外，产妇的垂体还会分泌一种叫催产素的激素，这种激素不但能加快产程的进展，还能促进母亲产后乳汁的分泌，甚至在促进母子感情中也发挥一定的积极作用。

▶ （六）不要轻言剖宫产

剖宫产是一种外科干预，是解决难产的办法之一，可引发出血、器官损伤、麻醉意外、伤口愈合不良、剖宫产儿综合征、湿肺、子宫瘢痕切口妊娠、子宫内膜异位等近、远期并发症。剖宫产术后避孕方法的选择也会受到限制，甚至会浪费大量的卫生资源。选择剖宫产一定要有医学指征，如头盆不称、巨大胎儿、骨盆异常等，或在医生的建议下进行。

由此可见，孕妇在妊娠后应有充分的思想及心理准备：如果没有异常的情况或医生的建议，为了母婴的安康与优生，应尽量采取自然阴道分娩。

▶ ## （七）出现这些信号宝宝即将出生了

没有人能够确切告知宝宝将在哪天诞生。在真正分娩之前将有一些征兆，称为先兆临产。这些征兆可以帮助你做出判断和做好准备。

首先是腹坠胀，即在快临产时，孕妇腹部会有一阵阵的坠胀感，时间长短不一，每次不超过 30 秒，多为夜间疼痛，白天消失。用手摸腹部，有一种发硬的感觉。这主要是由于子宫不规则收缩所致，又叫"假宫缩"，如果不伴有阴道流血、流水，可继续正常生活起居，不必担心和害怕。

接下来，由于胎头下降进入骨盆，孕妇会感到上腹部较前舒服，进食增加，但由于胎头压迫膀胱、直肠，会出现小便次数增多，肛门坠胀。

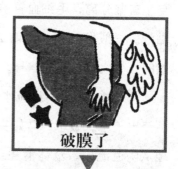

破膜了

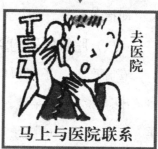

马上与医院联系

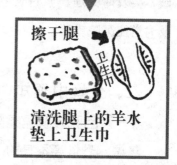

清洗腿上的羊水垫上卫生巾

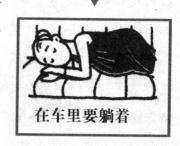

在车里要躺着

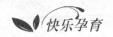
阴道见红。这是由于子宫颈扩张，宫颈内口的胎膜与子宫壁分离，毛细血管破裂，而由阴道排出少量血性黏液。一般发生在分娩前 24～48 小时，是分娩即将开始的一个比较可靠的信号。

"破水"，即阴道流水，是指包绕胎儿的羊膜囊破裂流出羊水。破水时孕妇突然感觉有一股液体无法控制地从阴道流出，液体清亮或呈乳白色。如果出现流水，应立即抬送医院。一般孕妇可在破水后 24 小时内临产。

（八）胎膜早破的紧急处理

在临产前，子宫颈口尚未扩张时，胎膜破裂，羊水流出，称为胎膜早破。胎膜早破可引起早产、脐带脱垂、母儿感染，威胁孕妇和新生儿生命。发现胎膜早破，要及时处理，孕妇应平卧，以防发生脐带脱垂，并及时送往医院就诊。

二、分娩中须知

（一）自我缓解宫缩阵痛

焦虑、恐惧等不良的情绪反应可使痛阈下降，加重疼痛；而疼痛又加重焦虑、恐惧等情绪，形成恶性循环。产妇应正确对待产痛，增强自控能力，并学会减轻产痛的方法，

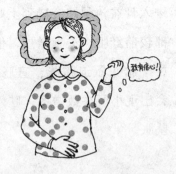

在每一次宫缩的开始，要在助产士示范指导下，采取深而慢的胸式呼吸，即从鼻孔深吸气，用嘴慢慢呼出，然后以浅方式呼吸直至宫缩结束，以此来缓解紧张心理，减轻阵发性子宫收缩时疼痛的感觉。

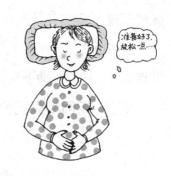

增强信心：保持分娩的良好情绪，可提高对疼痛的耐受性。

想象及暗示：想象宫缩时宫口在慢慢开放，阴道在扩张，胎儿渐渐下降，同时自我暗示："我很顺利，很快就可以见到我的宝宝了"。

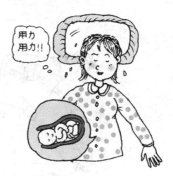

自我放松：如肌肉松弛训练、深呼吸、温水浴、按摩、改变体位。

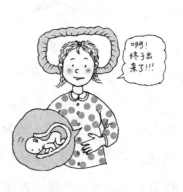

微弱宣泄：如借助呻吟、叹气等减轻疼痛。

压迫止痛法：用手指压迫髂前上棘、髂嵴或耻骨联合或用双手握拳压迫腰骶部。

呼吸镇痛法：在临产后第一产程早期，采用胸式呼

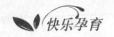

吸深而慢，宫缩开始和结束时，用鼻子吸气，用口呼气。也可由丈夫或医务人员按摩下腹部、腰骶部，与呼吸相结合，这样有助于缓解宫缩带来的疼痛。

▶ **（二）如何尽量配合医生**

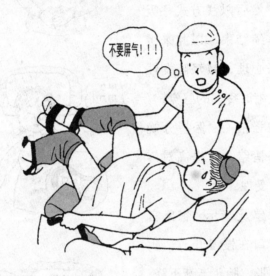

加强临产时的营养，临产后最好进食热量较高的食物，如大米、面、玉米、巧克力、红糖水等，做到能吃就吃，可以吃酸奶、稀饭等流质或半流质食物；能喝就喝，可以喝牛奶、果汁补充能量；能睡就睡，在宫缩间歇期间，争取入睡，养精蓄锐，保持良好的精力和体力，以逸待劳，提高并保护好体力。

要调整好自己的心态，以主动、积极、配合的态度争取顺利分娩。临产后第一产程中不要因宫缩疼痛而大喊大叫，要注意静养，坚持正常饮食，减少体力消耗，积蓄精力。每次宫缩时做深呼吸，并用双手按摩子宫，既可增加氧气吸入，减少子宫疲劳，又可减轻宫缩造成的腹部疼痛。

第二产程宫缩更强，腹痛加剧，排大便的感觉明显，容易出现胎儿缺氧，是母子安全最关键时刻，要听从医务人员的指导。当宫缩时，深吸一口气，然后屏气，并像解大便一样向下持续用力。宫缩间歇时，全身放松，安静休息。胎头娩出时，缓慢向下屏气，以使胎头平安通过阴道口，避免会阴撕裂。

▶ **（三）镇痛分娩只是缓解疼痛**

药物镇痛方法很多，如肌内注射杜冷丁或间断吸入"笑气"，还有硬膜外阻滞镇痛。在整个分娩过程中需要妇产科医生与麻醉科医生共同监测产妇情况。

确切地说，镇痛分娩也不是绝对不痛，只是设法减轻疼痛，让疼痛变得容易忍受。

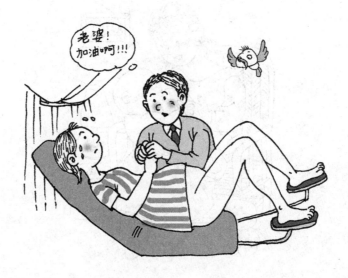

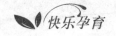

（四）准爸爸要陪伴助阵

分娩过程中，丈夫的陪伴和参与是其他任何人都不能够取代的。大多数妻子在医院分娩时都能从她们的丈夫那里获得勇气，丈夫自然是妻子最富爱心的分娩"助产士"。

丈夫在临产前要对分娩过程有所了解。在每次宫缩时给妻子以抚慰和鼓励，亲吻她，握住她的手，为她整理头发、擦汗，为她按摩腹部和背部以减轻疼痛。在宫缩间歇期间，提醒她放松，调节呼吸，稳定情绪。

丈夫参与助产，还有益于增进夫妻感情，稳定家庭。

三、分娩后须知

（一）产后第一天的护理

分娩当天对母婴来说都是一个非常重要的关口。

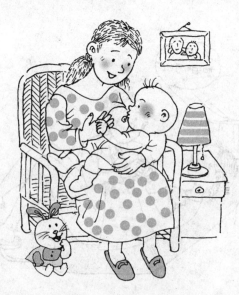

分娩后 2 小时左右，产妇应在分娩室休息，以便医生随时观察产妇的情况。

饮食：生孩子后会感到饥肠辘辘，可吃些没有刺激又容易消化的食物，如红糖小米粥、红枣大米粥、鸡汤面条、鲫鱼汤面、煮鸡蛋等。吃过食物后，可美美地睡上一觉，能睡多长时间就睡多长时间，以恢复体力。注意，产后当天不要吃太油腻的食物。做剖宫产的产妇，要在肛门排气后才能喝水和吃东西。

大小便：顺产的产妇，分娩后 4～6 小时由人协助解小便。

缓解疼痛：产后若由子宫收缩引起肚子疼痛难忍，可请医生给予及时治疗；若会阴切开的伤口部位疼痛时，用双膝并拢的办法，可减轻疼痛。

▶ **（二）剖宫产术后的自我护理**

1. 不宜平卧：手术后麻醉药作用消失，产妇伤口感到疼痛，而平卧位对子宫收缩疼痛最敏感。故应采取半卧位，使身体和床成 20 度～30 度角，将被子或毛毯垫在背后，以减轻身体移动时对切口的震动和牵拉痛，有利于恶露排出。

2. 不宜静卧：术后知觉恢复后，就应该进行肢体活动。24 小时后应该练习翻身、坐起，并下床慢慢活动。这样能增强胃肠蠕动，尽早排气，还可预防肠粘连及血栓形成而引起其他部位的栓塞。

3. 不宜过饱：剖宫产手术后多食，会导致腹胀，腹

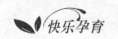

压升高，不利于康复。所以，术后6小时内应禁食，排气后即可进食。

4. 及时排便：剖宫产后，由于疼痛致使腹部不敢用力，大小便不能及时排泄，易造成尿潴留和大便秘结，故术后产妇应按平时习惯及时大小便。

5. 严防感冒：感冒咳嗽可影响伤口愈合，剧咳甚至可造成切口撕裂。已患感冒的产妇应及时服用药物治疗。

6. 及早活动：是防止肠粘连、血栓形成、猝死的重要措施。麻醉消失后，上下肢肌肉可做些收放动作，术后6小时就可起床活动。

7. 伤口护理：要确保腹部切口及会阴部清洁，瘙痒时不要搔抓，更不要用不洁净的物品擦洗。

（三）做好个人卫生

产后体内代谢旺盛，产妇出汗多，称"褥汗"，下身产生恶露及溢出乳汁，这些都会使皮肤很脏，影响心情，也容易滋生细菌。有的产妇听从一些传统习俗，分娩后数天不敢刷牙、梳头及洗澡，生怕损伤身体，其实这样对健康不利。因为产妇分娩后，每天进食大量的高蛋白，如果吃后不刷牙，会对牙齿和口腔黏膜有很大的刺激，最易引起口腔炎症，以至牙齿松动。

正确的做法：正常洗漱，注意保暖，产后第二天即可开始刷牙，如果是冬天用温水。如果是自然分娩，产后即可淋浴，禁盆浴。洗后快一点将身体擦干，及时穿上衣服，洗头后立即吹干。

▶ （四）正确处理恶露

产后产妇阴道内排出月经样的液体和分泌物，这是子宫内存有的蜕膜、胎盘剥离创面的血液等形成的。一般在产后头 3 天排出量较大（纯血色）；约 1 周后，基本不含血液，呈白色或黄白色；大约在产后 2～3 周时排净。恶露排出情况标志着子宫恢复情况及有无异常。

因此，产后需注意常换洗内外衣裤、卫生巾。如果恶露比较多，也可以服用益母草膏。如果恶露中有血块或血量较多，或有异味，都表明子宫恢复情况不良，可能有感染，应及早看医生。

▶ （五）及时排尿，防止产后便秘

产妇应在产后及时排尿，这是产后恢复期的一件大事。一旦发生尿潴留，膨胀的膀胱可能影响子宫收缩，不利于产后恢复。应做到有尿就排，特别是在产后 4～6 小时应有一次尿排出。

另外，有些产妇不吃青菜，只吃大鱼大肉，容易引起便秘，应适当地食用粗纤维的食物。如果出现便秘，不要滥用药，可以服用中药四磨汤。

▶ （六）尽早开奶

早开奶是母乳喂养的关键。从分娩后到产后 5～7 日内乳房分泌的乳汁皆称为初乳。初乳的奶量较少，颜色淡黄，含脂肪量少，含蛋白质多，且含有丰富的微量元素。其中最重要的还是初乳里含有丰富的能抵抗疾病

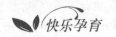
的物质，即"免疫蛋白和免疫细胞"，这些都是最适合刚出生的新生儿所需要的宝贵物质。

为确保母乳喂养成功，产妇应尽早开奶。一般做到在产房中婴儿娩出 10~15 分钟，剖宫产的母亲清醒（麻药退了）后，就要在护士的帮助下，与宝宝身体接触并喂奶。第一次，宝宝也可能吸不出奶水，但尽量要让他（她）吸吮乳头半小时，这对刺激乳腺分泌以及母亲身体的恢复都很有好处，既能保健，又能使新生儿早日吸吮初乳，获得各种免疫物质，以保证婴儿的健康成长。

中国古老的传统习惯是不让新生儿吃带黄色的初乳，认为此乳不清洁，这种观点是错误的。

▶ （七）接种疫苗，为宝宝筑起第一道免疫防线

为切断疾病的母婴传播途径，要立即为出生的新生儿注射相应的疫苗。

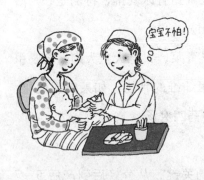

注射乙肝疫苗。接种的方法，即出生后 24 小时内接种第一次，30~40 天后（满 1 个月时）接种第二次，5~8 个月后（一般在 6 个月时）接种第三次。

接种卡介苗，接种后可预防结核病。卡介苗是每一个健康的新生儿必须接种的疫苗，一般在新生儿出生后 24 小时内进行接种。

如果新生儿出生体重不满 2500 克、早产、出生时有严重窒息、有吸入性肺炎等情况，均暂时不能接种疫苗，待身体恢复后，才可接种。

▶ （八）产后正确进补

产妇经过分娩体力消耗很大，产后应卧床休息，多进汤汁类饮食，以利体力恢复和增加乳汁的分泌。但要先考虑一下食物的热量，以免发胖。记住：凡是高脂、精加工、高糖的食物，热量就会高；越自然、越清淡的食物，热量就低。还有，食物要丰富多样。

1. 五谷根茎类：白米饭、杂粮饭、烤马铃薯，但不要吃加工过的炒饭。

2. 蔬菜类：可将蔬菜水煮、凉拌处理，尽量不要油炸或是煎炒。

3. 鸡鸭鱼肉类：掌握食用瘦肉的原则，烹饪时可先将皮去除。

4. 油脂类：尽量采用植物油，烹煮时，油量不可过量。此外含高油脂的沙拉酱、花生酱都是容易发胖的食物，最好少吃。

5. 水果类：每天食用 2~3 份新鲜水果，但是加工过的含糖果汁或水果罐头就不适宜了。

6. 奶类：奶类是钙质摄取的来源，食用以低脂、脱脂奶为佳。

7. 甜点、零食类：甜点、零食最好不要碰，尤其蛋糕、巧克力的热量更是高得惊人。

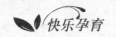

（九）产后不宜喝茶

这是因为茶叶中含有鞣酸，它可以与食物中的铁相结合，影响肠道对铁的吸收，从而引起贫血。茶水浓度越大，鞣酸含量越高，对铁的吸收影响越严重。

另外，茶叶中还含有咖啡因，饮用茶水后，使人精神振奋，不易入睡，影响产妇的休息和体力的恢复。同时茶内的咖啡因可通过乳汁进入婴儿体内，容易使婴儿发生肠痉挛和忽然无故啼哭现象。所以产妇产后不宜喝浓茶。

（十）产褥期自我检查

分娩后一周内检查，重点包括：

1. 子宫收缩情况：产褥期第一天子宫底为脐平，以后每天下降1~2厘米，产后10~14天降入骨盆，经腹部检查触不到子宫底，并检查有无压痛。

2. 恶露的性状：恶露由血液、坏死蜕膜组织及黏液组成。分为：

血性恶露约持续3~7天；

浆液恶露持续约7~14天；

白色恶露约持续14~21天。

恶露超过三周或血性恶露持续两周以上，说明子宫复原不好。

除看形状外还要闻恶露有无臭味，如有臭味说明可能有产褥感染。

3. 腹部、会阴伤口愈合情况：检查伤口有无渗血、血肿及感染情况，发现异常应到医院诊疗。

4. 产后排尿功能：经产钳、剖宫产、滞产的产妇要特别注意排尿功能是否通畅，预防尿路感染，产妇应多饮水。

5. 乳房的检查：检查乳头有无皲裂，乳腺管是否通畅，乳房有无红肿、硬结，乳汁分泌量是否正常。

（十一）产后42天内忌房事

子宫内的创面及子宫复原至少需42天。如果过早行房事，有可能将病菌带入，引起盆腔炎症。最好在产后检查生殖器官已恢复正常的情况下再行房事。另外，不来月经不等于不排卵，哺乳期也要注意避孕，最好选用安全套。

四、分娩后常见问题

（一）产后奶水不足怎么办

如果没有特殊情况，产妇一般在产后48小时内即可有奶水分泌。有些产妇甚至在胎盘娩出后就有少量乳汁分泌出来。

产后的最初两周，产妇的乳汁一般分泌较少，两周后乳汁量逐渐增多。虽然乳汁量的个体差异较大，但多数宝宝都能从妈妈那里获得足够的乳汁来健康成长。产后不下奶的原因和对策：

原因一：母亲喂奶次数过少。

对策：坚持每天按需哺乳，数天后乳汁就能增加分

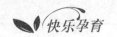

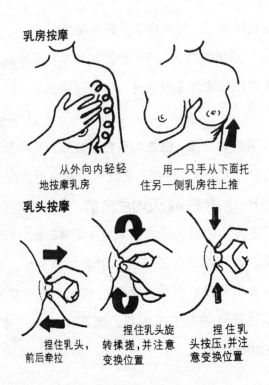

乳房按摩

从外向内轻轻
地按摩乳房

用一只手从下面托
住另一侧乳房往上推

乳头按摩

捏住乳头，
前后牵拉

捏住乳头旋
转揉搓，并注意
变换位置

捏住乳
头按压，并注
意变换位置

泌，婴儿的体重也会相应增加。

原因二：婴儿吸吮时间不够。

对策：每次哺乳时，母亲要使婴儿在两侧乳房的吸吮时间达到 5～10 分钟。如果宝宝吃奶没多久就睡着了，注意轻拍宝宝两颊，把他（她）唤醒。因为妈妈乳房内还有较多的乳汁残留，这样不利于乳汁的持续分泌。另外，吃奶的时候不应给宝宝裹太多的衣物。

原因三：不适当地加辅食。

对策：有的母亲因乳汁分泌少而给婴儿喂牛奶和糖水等。由于婴儿对乳房吸吮过少，造成母乳更加减少，这样就形成了一种恶性循环，长此以往乳汁的分泌也就越来越少。

原因四：婴儿吸吮姿势不正确，导致婴儿吸吮不到母亲的乳汁，也就不能刺激母亲泌乳反射。

对策：母亲喂奶时将婴儿放在一个正确的位置。产科医院里医护人员一般都会详细地向产妇传授正确的喂养知识。

原因五：母亲营养不良、休息不好。

对策：应改善母亲的营养，睡眠时去掉不必要的外界干扰。

原因六：婴儿的口腔运动功能不良。如患有面部先天性畸形等缺陷，影响母乳喂养，从而影响乳汁的分泌。

对策：遇到这样的情况，母亲可将奶水挤出。

原因七：母亲乳腺发育不良。有些母亲因为乳腺发育不良而不能很好地分泌乳汁。

对策：这种情况较难纠正，需要进行人工喂养宝宝。

原因八：母亲患有疾病或服用过影响分泌乳汁的药物，以及胎盘残留等多种原因导致暂时性乳汁不足。

对策：母亲应尽快治疗疾病，及时纠正处理，还要注意在哺乳期不要服用含有性激素类的药物，如避孕药等（此类药物会减少乳汁的分泌）。

（二）什么是正确的哺乳方式

一般哺乳姿势应是母亲和婴儿体位舒适，母亲的身体与婴儿身体相贴近，母亲的脸应与婴儿脸相对，母亲

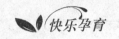

看着婴儿吃奶，防止婴儿头部受压。开始哺乳前用乳头刺激婴儿面颊部，当婴儿张大口的一瞬间，母亲将乳头和部分乳晕送入婴儿口内，这样婴儿可大口吸进乳汁，刺激乳头，促进乳汁分泌。母乳喂奶的次数可不固定，应是按需哺乳，多少不限，原则是饿了就吃。如婴儿睡眠时间过长，要叫醒吃奶，夜间仍要坚持喂奶，因夜间喂奶可刺激乳汁分泌。若乳房有凹陷、损伤、肿胀、硬块等情况，应及时进行哺乳指导。一旦发生乳腺炎应动员到医院就医，同时不能中断母乳喂养。

▶ （三）产后多汗正常吗

一般来说，产后多汗是一种正常生理现象，为褥汗，与产后的新陈代谢活动相关。原因是孕期血容量增加，大量水分在体内停留；当分娩后，机体的内分泌和新陈代谢活动降低，不再需要如此过多的循环血量，因此储留的水分也就显得多余了。这些多余的水分必须排出体外，以减轻心脏的负担，才能恢复机体原有的平衡状态。

人体水分的代谢排泄途径有三个方式：一是尿，二是汗，三是通过呼吸，从呼出的气体中以蒸气的形式带走。因此在分娩后不仅尿量增多，而且汗腺分泌也活跃，这就出现了全身汗出较多的状况。

▶ （四）产后一定要长时间躺在床上"坐月子"吗

不需要。正常产妇1天便可以下床活动。如果新妈妈整日卧在床上，甚至连吃饭也在床上吃，这样不仅会使产妇食欲减退，生殖器官恢复得慢，还会导致全身无力，精神状态不好，有可能引起子宫内膜炎、血管栓塞等疾病。产妇经常下床活动，则会增强腹肌收缩，促进子宫复原、恶露排出、增进食欲，防止尿潴留和便秘发生。剖宫产的产妇早下地活动，还可以防止肠粘连。长时间躺在床上坐月子是不对的。

此外，产妇不要严严实实捂着，室内必须通风以保持空气新鲜，只是注意不要吹过堂风。

在炎热的夏天，把电扇对着反方向吹，让风吹在墙壁反射回来，使室内空气流通。空调的冷气不可直接吹到产妇，室温保持在26℃～28℃，湿度55%～65%，这样的环境有利于产妇休息。

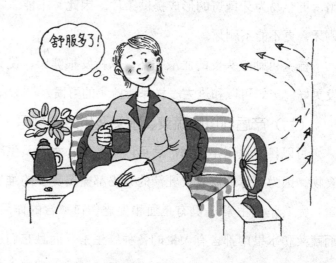

▶ **（五）月子里能洗头、洗澡吗**

能洗！传统的说法是月子里不能洗头、洗澡，说是

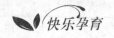

会受风寒侵袭，将来头痛、身体痛。事实上如果会阴部没有伤口，而且疲劳已经恢复，随时都可洗浴，但忌用盆浴。淋浴时间不要太久，每次 5～10 分钟，以 20℃ 的室温、34℃～36℃ 的水温最为适宜，洗后赶快擦干身体，及时穿好衣服，以免受凉感冒。建议一定要根据自己的身体状况及家里的洗浴条件来进行选择。只要做好保暖措施，做到洗澡前后不吹风、不受凉，所用的水干净、卫生，产妇就可以放心地洗头、洗澡。

▶ （六）月子里能不能刷牙、梳头

能！有人说这样做将来牙齿会过早松动及头皮疼痛。产妇应与平时一样每天刷牙、梳头。产妇所进食的食物大多细软，口腔本来就失去了咀嚼过程中的自洁作用，更容易为牙菌斑的形成提供条件。因此，不能忽略刷牙，更不能不刷牙。

梳头可刺激头皮的血液循环，保持发根健康，使头发更好。产妇可以和过去一样保持梳头的习惯。

▶ （七）产后可以吃蔬菜、水果及生冷食物吗

可以！现代医学认为产后可以吃蔬菜、水果及生冷食物。因为身体的恢复及乳汁的分泌都需要更多的维生素，尤其是维生素 C 具有止血和促进伤口愈合的作用，而蔬菜和水果中都含有大量的各种维生素。而且它们还含有较多的食物纤维，并可促进胃肠蠕动，有利于产后通便。但产后吃蔬菜水果时，需注意食物的新鲜和清洁卫生。

▶ （八）怎样祛除产后妊娠纹

妊娠纹是由于腹部皮肤弹性纤维断裂而产生的皮肤裂纹。由于妊娠纹存在于皮肤表面的面积过大而且不规则，所以不能通过外科手术整形，将终生存在并无任何外用药物可以将之完全消除。可以从以下几个方面努力：

调整饮食习惯。吃些对皮肤内胶原纤维有利的食品：每天早晚喝两杯脱脂牛奶，吃纤维丰富的蔬菜、水果和富含维生素 C 的食物，以此增加细胞膜的通透性和皮肤的新陈代谢功能，增强皮肤弹性。在怀孕期间要避免摄取过多的甜食及油炸食品。

适度运动，控制体重增长，有助皮肤弹性恢复。运动对增加腰腹部、臀部、乳房、大腿内侧等部位的皮肤弹性效果明显。

适度的按摩。可考虑使用有收紧功效的精油、含左旋维 C 与各种油质有机态养分相结合的活体按摩油，及肌肤弹性修复液，促进表皮细胞分裂生长。

▶ （九）自制防止妊娠纹的护体油

准备材料：婴儿润肤油、美容护肤用的 VE 胶囊。

制作方法：用 2～3 粒 VE 胶囊，把胶囊剪开，滴入强生婴儿润肤油里。盖上盖子摇晃均匀，让 VE 与润肤油完全融合。这样可以防止妊娠纹的护体油就做好了。

▶ （十）怎样预防生育性肥胖

很多产妇出了月子后，身材变得臃肿不堪，以后也很难恢复，所以从坐月子开始就要注意。正确做法是：

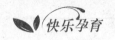

1. 尽早活动：只要身体允许，会阴也无破裂，产后 12 小时就可坐起来吃饭喝水，24 小时即可下床做一些换尿布之类的事；产后 10 天就可做一些轻微的家务，但要注意不要久蹲，用力过猛，以免腹压增高使生殖器受损。另外第一次下床最好有人陪伴。

2. 饮食要均衡：饮食以清淡、富含营养的食物为主，多吃瘦肉、豆制品、鱼、蛋、蔬菜和水果，少吃富含脂肪的食物和甜食，注意喝汤的时候最好把油去掉。

3. 母乳喂宝宝：婴儿吸吮可促进子宫恢复，因而使臃肿的腹壁迅速回缩。另外分泌乳汁能促进体内代谢，减少皮下脂肪的蓄积。

4. 运动：注意平时多走动。如果想做健身运动，则不宜过早，不然不利于身体恢复，最好在生产半年之后进行。

▶ **（十一）怎样重建产后性关系**

分娩给女性的生理上带来了巨大的变化，我们的身体需要一段时间才能得到恢复；心理上，我们更多的是担当了母亲的角色而淡忘了爱人的角色。如果我们已经数月未曾做爱，可能会对此感到害羞或尴尬。因此，我们需要性的回归：1. 重建伴侣关系，或许你已

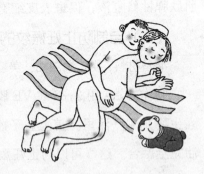

一步也离不开新生儿,但还是建议你每周花几个小时与伴侣相处。2.通过做爱尝试找回昔日的感受,尽管过去很少在没有性欲的情况下做爱,然而生育以后有必要以此打破尴尬的障碍。

▶ (十二)为什么妇女产后需要康复治疗

产后妇女的身体发生了很大变化:

第一是子宫的变化,妊娠晚期子宫约重1000克,像大排球;产后在6周内急剧恢复成50克、鸡蛋一样大小。第二是阴道的变化,产后阴道腔扩大,阴道壁松弛。第三是腹部的变化,肌肉松弛,紧张度下降,脂肪堆积。第四是乳房的变化,乳腺管不通,乳房胀痛,后期则乳房松弛,对日后的生活都将有深远的影响。

女性怀孕以后,人体的内分泌系统变化很大,激素水平升高,使得脂肪组织开始在体内积蓄。由于腹部体积增大,腹壁肌肉极度扩展,腹部皮肤变薄,弹性纤维也高度延展并断裂。当分娩以后,腹壁肌肉就变得十分松弛。另外,在胎儿娩出过程中,会阴、盆底肌肉筋膜、宫颈等会有不同程度的损伤。

这些产后变化若不及时恢复,会引起衰老加快,使体形变得臃肿、难看。如果这种松弛的状况得不到改善,久而久之,这种暂时性的衰弱就会逐渐转为永久性的衰退,使得机体组织的退化进程加快和提前。无论是阴道、外阴还是腹部均是松弛扩展的,这就成了日后多种妇科病症增多的诱因。

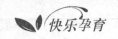
在中国，通常的康复方式是被动"坐月子"，大吃静养。"坐月子"的习俗，导致肠蠕动减慢，肠吸收增加，而松弛的腹壁则是脂肪贮存的最佳场所。所以在我国许多妇女往往在生育过后身体严重变形、肥胖臃肿，性生活不和谐，和产前判若两人。这样的结果是爱美及注重生活质量的女性所不愿意看到的，会影响夫妻之间的感情和家庭的稳定。

▶ （十三）产妇怎样进行康复保健治疗

目前，有了专门的产后康复仪器和方法帮助产妇进行产后康复治疗，即利用现代科技手段，针对妇女产后身体主要器官的变化进行治疗，从而尽可能使身体恢复到产前状况。它包括对子宫、卵巢、阴道、乳房、体形等方面的恢复治疗。在促进生殖器官恢复的同时，恢复腹部、盆底、阴道等松弛部位的紧张度和弹性，这样可以减少日后妇科病的发生率，提高产妇的生活质量。

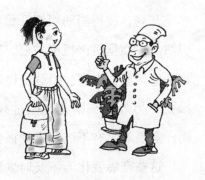

先进的产后康复技术，改变了中国上千年来只能靠被动静养"坐月子"的习俗，纠正了让产妇靠自然复旧而不需要主动治疗的错误观念，提高了广大产妇的生活质量。产后生殖器官恢复设备能让盆底迅速得到恢复，

促进子宫收缩，减少出血；还能使松弛的盆底肌肉、筋膜组织的紧张度得到恢复加强。经治疗，产后妇女的盆底血液循环改善，局部水肿消除，产后尿潴留的发病率降低，身体得到康复，日后发生妇科病的可能性减少。能使产妇产前窈窕的身材尽快得到恢复，解除孕产导致的形体改变及性生活不适等苦恼，使得年轻的妈妈们青春常驻、魅力永存。

▶ （十四）什么时期做康复治疗最合适呢

产后一年内均适合治疗。阴道分娩后 2~3 天，剖宫产后 15 天，即可进行康复治疗。一般一个疗程即可见效，治疗开始时间越早，疗效会越好。产妇可根据自身的情况选择单项治疗或全套治疗。坚持做 1~2 个疗程，就可以使产妇的腹围缩小，阴道紧缩，弹性增加，性生活更和谐，乳房更丰挺。

分娩以后，除乳房外，产妇全身各器官和组织，尤其是生殖器官，都可以恢复到妊娠前状态。这种变化相当缓慢，需要 6~8 个星期才能完成，这一段时间就叫作"产褥期"。产褥期虽然比妊娠期短得多，它的重要性并不不亚于妊娠期。产后康复的好坏，关系终身。

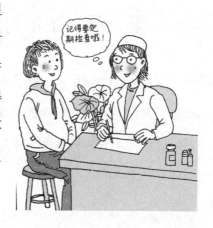

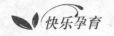
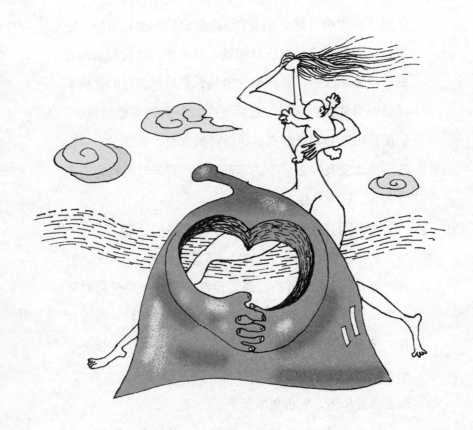

第五章　做个时尚的孕产妇

生活在这个快乐的时代，你是幸运的！尽管你已经没有了窈窕的身段和轻盈的步履，或许暂时不能化妆美容，但生活中美和时尚的元素，仍然能为你的孕期生活增添许许多多的色彩……

▶ 一、工作与做准妈妈两不误

适当的工作对怀孕有益无害。忙碌的工作可以冲淡对怀孕的忧虑；可以从已育女同事那里吸取更多的"过来人"育儿经验；还能够防止怀孕后变得慵懒，以致体重激增而导致难产；还能增强对日后重返工作岗位的信心，使你在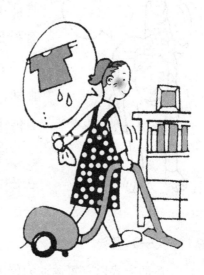生孩子以后能很快恢复对资讯的关注，加强与上司、同事的沟通以及对行业动向的把握。

所以，千万不要放弃工作。只要你的身体状况很好，妊娠一直很顺利，你就可以一直工作到分娩前，甚至是一直工作到分娩的那一天。

▶ 二、适当的运动有益健康

运动有益健康，孕妇也不例外。尽管随着怀孕期的增长，生理上有了很大变化，但适当的娱乐和体力活动仍不可少。经常运动，有助你感觉舒服，保持良好的体能状态。适当运动能加速身体新陈代谢，促进血液循环，增强神经和内分泌等系统的功能。适当运动能促进

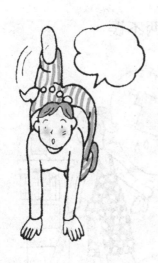

食物的消化和吸收，从而增进食欲，提高身体的抗病能力，有利于胎儿正常生长。

运动还能消耗母体多余的血糖，降低糖尿病的风险，而且能让宝宝发育更正常。

除非医生另有嘱咐，否则在妊娠期间你不应该中断体能活动，以下运动均可选择：

▶ （一）游泳

运动方式以有氧运动为佳，首选项目就是游泳。游泳让全身肌肉都参加了活动，促进血液流通，能让宝宝更好地发育。别以为孕妇游泳不安全，事实上，游泳对孕妇来说是相当好的有氧运动。怀孕期间只要你的身体状况良好，那么从孕早期到后期都可以选择游泳。

▶ （二）散步

早晚散步也是一种好运动，既促进肠胃蠕动，还能增加耐力。耐力对分娩是很有帮助的。而在走动的同时，宝宝也不闲着，可以刺激他（她）的活动。

在阳光下散步是孕妇最好的运动，可以借助紫外

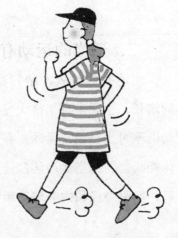

线杀菌，促进维生素 D3 的合成，这种维生素能促进肠道对钙、磷的吸收，对宝宝的骨骼发育特别有利。散步要注意速度，最好控制在 4 千米／小时，每天一次，每次 30～40 分钟，速度和时间要循序渐进。同时，散步要先选择好环境，比如在花园或林荫道。

▶ （三）孕妇健身操

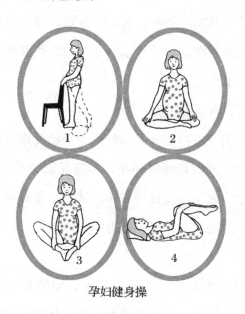

孕妇健身操

在散步的同时，准妈妈还要加上静态的骨盆底肌肉和腹肌的锻炼，不光是为分娩做准备，还能让渐渐成形的宝宝发育更健全、更健康，增强他（她）的活力。所以，这个时期在早上和傍晚，做一些慢动作的健身体操是很好的运动方法。比如简单的伸展运动；坐在垫子上屈伸双腿；平躺下来，轻轻扭动骨盆；身体仰卧，双膝弯曲，用手抱住小腿，身体向膝盖靠等简单动作。每次做

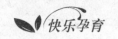

操时间在 5~10 分钟左右就可以，动作要慢，运动强度要适当。

▶ （四）健身球运动

那种大大的、软软的，很有弹性的健身球，可以承受 300 多千克的重量。孕妇坐在健身球上，可以前后左右的运动，就像浮在水面上，能大大减轻下肢的压力，锻炼骨盆底肌肉的韧带，有助于分娩，对宝宝小身体的生长也很有帮助。孕妇可以到专业的妇幼保健院做，也可以买回家自己做。

▶ （五）孕妇瑜伽

瑜伽的气定神闲、柔和舒缓不仅能促进血液循环及消化功能，同时能缓解怀孕期间常见的种种紧张不适。现已有专门为孕妇设计的瑜伽。孕妇瑜伽有利于维持你的体态，并为宝宝来临做好准备，以最好的状态面对分娩这一天。

孕育小生命是很美好的体验，瑜伽能帮助你享受其中的点点滴滴。放松身体和心情，任由心绪随身体舒展，感受生命的律动，体验妙不可言的境界，与成长中的宝宝建立亲密连接。

▶ 三、选择适当的时机旅行

适当的旅行，能够让孕妇感到自己依然是自由和快乐的。妊娠 4~6 个月，是适宜出外旅行的时机。这段时间妊娠反应已过，沉重的"大腹便便"与腿肿脚胀尚未出现。但从胎儿和母体的健康角度考虑，要做到以下几点：

在计划任何旅行之前，应该获得医生的允许。

旅途中一定需要有人陪同。

选择平稳舒适的交通工具出行。

严防疾病，不可去传染病疫区。

▶ 四、适当的按摩让人精神焕发

洗澡时，做全身按摩，既可美容，又有解除疲劳的效果。可以挑选一把握持方便的软毛刷按摩，感觉会很舒服。注意水温不要太热。平日洗脸的同时使用你的手指做做脸部按摩，促进血液循环，保持容光焕发。

▶ 五、不要忽略防晒护肤

美容专家们认为，孕妇一是应该尽量避免长时间日晒，二是在室外活动时最好能以物理方式防晒，比如使用有防紫外线作用的遮阳伞、戴遮阳帽、着长袖上装等。

有许多妇女发现怀孕时特别容易晒黑，是因为在妊娠中，很多女性面部油脂分泌旺盛的情况会加重，皮肤变得格外油腻，"T"型区域更甚。美容专家们建议孕妇使用一些具有去油光作用的化妆品，令肌肤感觉清爽自然为佳。总之，怀孕后皮肤很敏感，要使用温和、天然的高品质化妆品。

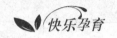

妇幼保健专家们还提出，室内的空调环境与室外活动均会影响皮肤水分的平衡状态。孕妇可以选择保湿率超过人体皮肤保水率 (100%) 的天然保湿护肤品。再有，随着胎儿的生长，孕妇的睡眠肯定会受到影响，面色变得憔悴，出现黑眼圈，所以，使用眼霜对眼部进行保养是有必要的。

▶ 六、如何预防和治疗妊娠斑

女性怀孕后，内分泌系统功能重新调整，会使皮肤上出现色素沉着，尤其是鼻梁两侧的面部皮肤更为明显。这些黄色或褐色的斑点，就是名字听起来异常美丽的"蝴蝶斑"，也叫"黄褐斑"或"妊娠斑"。有些孕妇油光满面得令人尴尬，在毛孔相对粗大些的"T"型区甚至会长出小痘痘。如果再受到产前抑郁症的困扰，情绪不稳定，时而高兴时而忧郁，整个人都会显得没精打采。

其实，在妇幼保健专家和美容专家看来，只要方法得当，准妈妈完全可以放心扮靓自己。

就拿黄褐斑来说，孕妇大可不必过分忧虑和烦恼。因为一般在分娩后半年至一年的时间里，大部分妇女的蝴蝶斑可自行全部或部分消失，残余的部分也会在两年之内全部消失。以浓妆来遮盖色斑的做法是不可取的。怀孕期间皮肤比较敏感，如果使用过多的化妆品，会刺激皮肤，引起过敏症状。

妊娠期间，皮肤比较敏感，稍不注意，脸上就会出现斑点和雀斑，一直到产后都褪不去。即使在秋冬季，阳光强的话，出门也要有遮阳物。阳光直射，会增加斑点和雀斑，由于内分泌变化而产生的孕斑在产后也不易褪去。即便阴天，紫外线也很强，也要注意防晒。同时，为了预防斑点和雀斑，需要多吃含有优质蛋白质、维生素 B 和维生素 C 的食品。孕妇不宜使用防晒化妆品，尤其化学防晒剂配方的产品，以免化学成分对皮肤产生刺激。

▶ 七、巧妙化妆让你依然动人

不要化浓妆，化浓妆不仅妨碍皮肤的呼吸，而且会刺激因妊娠而敏感的皮肤，还会掩盖一些疾病的体征。但恰当的化妆会使你眼睛炯炯有神，精神焕发，感觉快乐而轻松，充分展示孕妇所特有的丰满、柔和的美感。

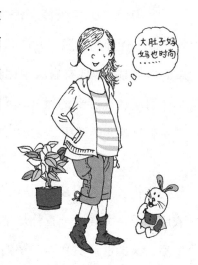

大肚子妈妈也时尚……

可根据季节选用不同的不含香料的蜜粉作粉底霜，或者，也可以使用方便的、性质温和、成分单纯的干湿粉饼，薄薄一层便可。唇部可选用明亮的粉红色系或是自然色系的润唇膏，用点珊瑚红或粉红色的胭脂会使你气色更好，更显年轻。

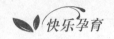

▶ 八、巧妙着装让你舒适而有魅力

通过巧妙的着装，你依然可以有魅力。

怀孕早期，孕妇的腹部突出还不明显，体型变化也不大。因此，在服装方面并不需要特别强调，只是根据季节的不同，选用不同的衣服便可以了。

四五个月时，肚子已微微隆起，就需要购置几套宽松肥大适合你的服装，面料最好是易打理、不起皱、透气吸汗的。在颜色上最好选择互补的混合色、灰色或低明亮度颜色，这可遮蔽体型的缺点。衣服上的花形可复杂些，以打乱人的视线，让你依然看起来不错。

夏天，应选择吸汗、凉快的衣料；冬天，要穿柔软、透气性好的衣服，并注意比平时更暖和一点。最简单的方法是：把现有衣服中比较宽松的找出来，并根据具体情况放松腰部的尺寸，千万不要为了美观而束腰，以免影响胎儿的健康。

上衣：宜选择 T 恤衫，胸部不要有扣子及其他坚硬的饰物。上衣不必选用胸前打褶过多的款式，这样的衣服标志性太强，一看就是孕妇服。为自己选一套美观实用、又能够产后穿着的孕妇装，可以选择斜裁的宽摆上衣。孕期它可以遮盖凸起的腹部，产后也可以日常穿着，看上去舒适而且漂亮。

裤装：宜选择腰部系带的，可自由调节松紧。裤腿以合身的松紧度为好，大腿和腰部应该比较宽松，以突起的腰围为准。穿上这样的裤子，上面再套一件宽大的外衣。在外衣的遮掩下，你的身材会显得非常适中。这种裤子也可以选用老爸或丈夫的宽大裤子改造，把小腿部分缝得窄小一些即可。

如果你要选购一条合适的裙装，可以遵照少打褶、多斜裁、腰松的原则。有些胸腹部打褶的连衣裙也很漂亮，购买时注意裙身要足够长，一般前身要比后身长2.5厘米，穿起来好看。

如果你有一件露背的太阳裙，可以把裙子的两边拆开，再选择和裙子搭配的两块布缝在两侧，这样看上去就像设计出的时装裙，而裙子的宽幅可以增加。产后只需在腰间系上一条精致的腰带，就可以穿上外出了。

如果下身配裙装，最好选用类似西服长裙的贴体式长裙，腰部可加背带，裙形像一个倒放的梯形。如果外面再套上宽松的外衣，几乎不露什么痕迹。产后再穿这样的裙子时可以把腰部收褶，就像一条别致的郁金香式的时装裙了。

你还可以选择一件防辐射外衣，但它对你的心理作用远大于实际作用。

▶ 九、孕产妇贴身衣物的选择

▶ （一）内裤

怀孕期的内裤：妊娠期间，由于内分泌的变化，孕妇的皮肤会变得特别敏感。所以宜选择透气性好、吸水性强及触感柔和的纯棉质内裤，这样对皮肤无刺激，不

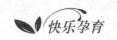

会引发皮疹和痒疹。质料要以密度较高的棉质料为佳。

当怀孕进入 4~7 个月时，孕妇的腹部明显地鼓起，外观开始变化，应穿着一些高腰并可把整个腹部包裹的孕妇内裤。怀孕进入 8~10 个月时，腹壁扩张，出现所谓妊娠腺，尤其进入第十个月时，变大的子宫会往前倾而使腹部更突出。这时，腹部会有很大的重量感，应选择一些有前腹加护的内裤较为舒适。腹部束带应该宽松，即使到了孕后期也不觉得紧，但一定要有弹性，不易松脱。能够包裹住腹部和大腿的款式最适宜，但具体的长度与厚度还要依气温及个人舒适度而定。

覆盖式内裤：能够保护孕妇的腹部，裤腰覆盖肚脐以上部分，有保暖效果；松紧可自行调整，随怀孕的不同阶段体型自由伸缩变化；强力弹性伸缩蕾丝腰围，穿着更舒适；有适宜与多种服装搭配及穿着需要的款式和花色，如平口、灰色等。

产妇专用生理裤：用舒适的柔性棉，并具有高弹性，不紧绷；分固定式和下方可开口的活动式两种，便于产前检查和产褥期、生理期等特殊时期穿着。

▶ （二）鞋袜

随着胎儿一天天长大，你的体重、重心都会发生变化，行走不便，难以平衡，甚至腿脚、脚趾也会浮肿。你需要挑选一双孕期穿的鞋。

鞋跟要低些。妇女怀孕 3 个月后，应穿行走比较方便的鞋，最好穿后跟高度在 2 厘米以下的鞋。因为鞋跟过高会增加孕妇腰和脚的负担，加剧孕妇的腰痛。

材料要轻便。妇女怀孕后宜穿宽松、轻便、透气性好的鞋，不要穿合成革皮鞋和尼龙鞋，以防因穿不透气的鞋加重双脚浮肿。

尺寸稍大点。怀孕6个月以上的孕妇往往双脚浮肿比较严重，要选择比自己双脚稍大一点的鞋，但也不要过于宽松，以防走路时不跟脚。

需防滑。孕妇穿的鞋应有防滑性，宜选用有弹性、又柔软的材料做的鞋，以防走路时跌倒。

孕妇专用袜。选用宽松的棉袜，吸水性强，也不易滑倒。孕后期容易脚肿，袜子的袜口不能太紧，否则会使已肿胀的脚静脉回流受阻，肿得更厉害。

▶ （三）胸罩

怀孕时，乳房是从下半部往外扩张的，增大情形与一般胸罩比例不同。因此，不宜穿加大尺码的一般胸罩，而应该选择专为孕妇设计的胸罩，并随着乳房的变化随时更换。

宜选用穿着舒适、肤触柔软的胸罩，以免压迫乳腺、乳头，或发生乳腺炎。

胸罩肩带尽量宽，以免勒入皮肤；扣带应该可调节；前扣型胸罩便于穿着及产后哺乳。

妊娠晚期，乳头变得敏感脆弱，且可能有乳汁分泌，宜选用乳垫来保护。在产褥期、哺乳期，乳垫也能帮助吸收分泌出的多余乳汁，保持乳房舒爽。

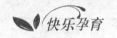

哺乳胸罩：这类胸罩不仅适用于孕期，在哺乳期使用同样方便。在孕后期，不妨选购这种有特殊设计的胸罩。活动式扣瓣肩带，哺乳时不用将胸罩脱下，产前产后均适用；柔软定型钢丝能够完全托起丰满的乳房，保护乳房不会变形；W型托衬可以支持乳房不下垂；横切面设计可将乳房向中央集中，使准妈妈在孕期也能保持迷人曲线。

休闲胸罩：居家或休息时穿着的胸罩更要舒适，在设计上也是体贴入微。这类胸罩可不用钢托，而采用特殊设计由胸胁安定胸部，给孕期发胀的乳房增添舒适感；柔软棉质，穿着舒适；背部无钩扣，穿着入睡也舒服；采用前扣式设计，还方便哺乳。

▶ 十、用日记记下这一段与孩子为一体的历史

这是一段与孩子为一体的特殊时期，用日记记下整个怀孕期间所有的情况，既便于对胎儿的监护，也有利于为医生提供有参考价值的资料。它既是留给孩子的最好纪念，又是留给你自己最珍贵的记忆。

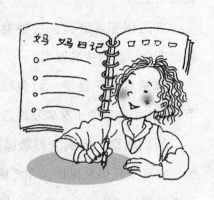

记录除了心灵的感想以外，重点要有以下的内容：

末次月经；

早孕反应出现的时间，症状；

第一次感觉胎动的时间；

怀孕期间有无出血、腹痛；

怀孕期间有无浮肿、血压高、头痛等；

怀孕期间患病情况，服何种药、每天吃多少，反应及效果；

怀孕期间是否接触放射线和有毒物质；

每次去产科检查情况和化验结果；

自我监测胎动、胎心、血压等。

▶ 十一、为胎儿拍张"宫内生活照"

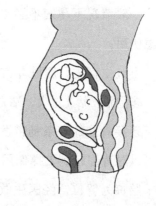

你的第一张照片是什么时候拍的？1周岁，满月，还是刚出生？现在，你可以把宝宝还未出世时的照片展示给亲戚朋友看。

随着医疗技术的进步，B超从黑白发展到彩色，图像处理技术也从二维发展到三维、四维，从而使图像变得越来越清晰。给胎儿拍照，正是利用这些医学影像设备，加上辅助配套设备，拍摄出子宫内胎儿的形象。

给肚子里的胎儿拍照片，是一件多么令准爸爸准妈

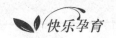

妈们兴奋的事情。试想，等孩子长大了给他或她看看自己在妈妈肚子里的样子，将是多么的有意思！

▶ 十二、留下自己准妈妈的影像

孕妇写真已在城市时尚一族中悄然流行。"女人在怀孕的时候是最美丽的，我想为自己留下最美的瞬间，将来也让我的宝宝看一看。"滚圆的肚皮，身体"严重变形"的曲线，正是孕妇最美的线条，是大自然留给观者的一份"人性的美感"，是母亲留给孩子的第一份记忆。你可以选择这样一种方式为自己的"怀胎十月"留下影像记录，把一个女人最独特的美保留下来。

▶ 十三、如何使用托腹带

一般情况下孕妇不必使用托腹带，但下列情况必须考虑使用：

有过生育史，腹壁非常松弛，成为悬垂腹的孕妇。

多胞胎、胎儿过大，站立时腹壁下垂比较剧烈的孕妇。

连接骨盆的各条韧带发生松弛性疼痛的孕妇，托腹带可以对背部起到支撑作用。

胎位为臀位，经医生做外倒转术转为头位后，为防止其又回到原来的臀位，可以用托腹带来限制。

为了不影响胎儿发育，托腹带不可包得过紧，晚上睡觉时应解开。

托腹带的伸缩弹性应该比较强，可以从下腹部微微倾斜地托起增大的腹部，从而阻止子宫下垂，保护胎位，并能减轻腰部的压力。

应选用可随腹部的增大而调整、方便拆下及穿戴、透气性强不会闷热的托腹带。

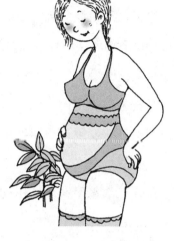

特别推荐可调式托腹裤，它集内裤与托腹带于一身，方便实用；采用高级弹性纱编织，使上腹部舒适无压迫感；自黏带设计，方便穿戴。

▶ 十四、产后护发妙方

由于生产之后荷尔蒙的又一次巨变，新妈妈的头发会忽然变得稀疏而没有光泽。产后脱发是一种暂时现象，也是一种正常现象。你只要从以下几个方面加以注意：

多补充蛋白质。"发为血之余"，头发最重要的营养来源就是蛋白质。所以，除应注意均衡摄取外，还应该多补充一些富含蛋白质的食物。

放松心情。产前产后容易精神紧张，导致植物神经功能紊乱，头皮血液供应不畅，头发营养不良，也是造成脱发的原因之一。心情舒畅，没有焦虑、恐惧等情绪，不仅对头发有益，还可美容，做个容光焕发的妈妈。

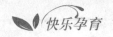
适度清洗头发。头发清洗以后，只要过四个小时，油脂量就可以恢复到以前的状态。每天采用正确的方法洗头，不但不会洗坏发质，还可以及时清除油脂和污垢，防止头发干燥、开叉，减少头发受损机会和断发机会。

洗发后，用两个鸡蛋、两汤匙蜂蜜、一汤匙橄榄油混匀涂在头发上，再用毛巾包住头发，过半小时后洗净可防止脱发。

用指腹按摩头皮。用指腹轻轻地按摩头皮，以促进头发的生长以及脑部的血液循环。每天用清洁的木梳梳头 100 下也是不错的一种按摩方式。

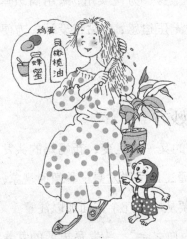

正确梳头。应该先由发尾开始，先将发尾纠结的头发梳开，再由发根向发尾梳理，这样可以防止头发因外伤而开叉、断裂。

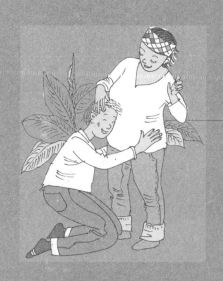

第二篇　胎教

　　大量的研究表明：通过胎教可以加强亲子联系，提高胎儿素质和智力。在快乐的氛围中进行科学的胎教，会让腹中的宝宝，与准妈妈、准爸爸一起感受发育的快乐。

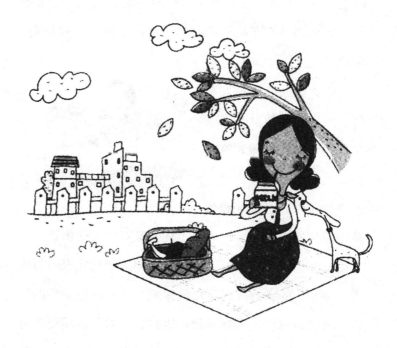

第一章　认识胎教

▶ 一、关于胎教

▶ （一）什么是胎教

在每个人心中，对胎教的理解或许都不一样，《辞海》的解释是："孕妇加强自身的调养和修养，给胎儿以良好的影响，叫胎教。"现代医学进一步拓展了胎教的

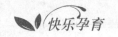

内涵，认为胎教是指母体采取一系列促进胎儿身心健康的措施，如孕妇保持良好心情、生活规律、饮食均衡、环境卫生、情绪安定等，以保证胎儿正常发育。所以，胎教就是在孕育的整个过程里，有意识地应用孕妇体内外的各种条件，通过调整

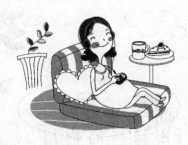

孕妇身体的内外环境，消除不良刺激对胎儿的影响，并采用一定的方法和手段，积极主动地给予胎儿以适当刺激，使胎儿的身心发育更加健康成熟，为其出生后的智力发育和教育奠定良好基础。因此，胎教是人接受教育的开始，从更深远的意义上说，胎教是一项有关优生优育的系统工程，是优生和优育的起点和重要内容。

▶ （二）胎教之说由来已久

我国古代就有了胎教之说，最典型的当属《列女传》之"文王之慧始于胎教"之"目不视恶色，耳不听淫声，口不出敖言"。据史料记载：周文王自幼聪慧过人，他还在孩提时，就深明孝仁礼义，既懂驭马箭术，又晓诗词文赋。据说，他那过目不忘、出口成章的本领，与其母在孕育他时进行严格的胎教有关。

此外，相传后稷的母亲姜嫄怀孕后，十分注重胎教，在整个怀孕期间始终"性情恬静，为人和善，喜好稼穑，常涉足郊野，观赏植物，细听虫鸟，迄云遐

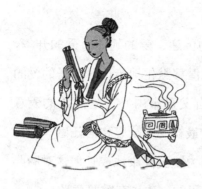

思，背风而倚"。传说中，孟子之母也曾说过："吾怀妊是子，席不正不坐，割不正不食，胎教之也。"《源经训诂》中也有"目不视恶色，耳不听淫声，口不出乱言，不食邪味，常行忠孝友爱、兹良之事，则生子聪明，才智德贤过人也"的记载。

这些记载是否就是所传文王之母的胎教方法，一时难以考证，但"胎教"一说由来已久，是千真万确的。

▶（三）胎教是天赋之爱

无论是不是有意去做，每一位孕妇都会自然而然地把自身所见、所闻、所想以及情绪传递给胎儿。换句话说，每位孕妇在日常生活中都会有意无意地教育着腹中的胎儿，其对胎儿产生的积极影响，就是胎教的自然性。这种自然性也就是我们常说的母爱，即天赋之爱。

当你一边翻动手中的书报，一边自言自语："宝宝，乖乖地睡一会儿吧，等一会儿妈妈给你讲有趣的故事哦。"当你出门买菜前，你会跟肚子里的胎儿商量："宝宝，陪妈妈去上街买菜好吗？"当你一边给未来的小宝宝织毛衣，一边和他（她）一起欣赏着少儿歌曲"小燕子，穿花衣……"时，心中泛起的那种甜蜜会让身为母亲的你充满幸福，同时，这种愉快的情绪也在影响着腹

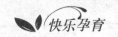

中的胎儿。

因此，胎教就是爱的传递、爱的延伸、爱的升华，是父母通过胎教这种形式潜移默化地传达对孩子的爱的过程。当胎儿感受到来自父母亲内心深处浓浓的爱意时，就会逐步建立并形成最初的安全感和信任感，并且会积极地回应父母，更努力、更健康地成长，这对胎儿的发育是很有利的，对孩子的一生也有重要意义。

▶ （四）胎教是一门艺术

胎教是一门艺术。胎教的过程需要智慧和技巧，不仅孕妇要保持良好的心态和合理的饮食起居，家庭和社会也要尽力为准妈妈们孕育孩子营造一个幽雅舒适的环境，营造一种艺术的氛围。孕妇在美好的环境和艺术的氛围中，听听舒缓优雅的音乐，欣赏优美的绘画、雕塑作品，感受美好事物，接受艺术的熏陶，享受孕育的快乐，腹中的小宝宝就会间接地受到这种快乐情绪的感染，感受到母亲的快乐，这就是胎教的魅力。

▶ （五）胎教是一门学科

胎教也是一门学科，一门综合性的实用学科。胎教这门学科研究的是，如何通过胎教的实践，促进胎儿先天身心发育，进而促进人的后天健康成长。胎教涉及营养学、保健学、遗传学、环境学、社会学等多方面的知识和内容。人们通过不断总结胎教实践，形成了现代胎教理论，以指导准爸爸、准妈妈更加自觉、更加富有成效地实施胎教。

▶ 二、胎教的科学依据

▶ （一）胎儿的大脑发育

胎教不可缺少的条件是胎儿期大脑的发育，这是胎教的生理基础。妊娠 6 个月时，胎儿的大脑就已具有了 130～180 亿个脑细胞。这几乎是人的一生中所具有脑细胞数量的最高值！其后的任务只是在于如何提高大脑神经细胞的质量。

胎儿一系列的生长发育是相继完成的。胎儿期是大脑发育的关键时期，直接影响人一生中行为、学习、记忆的能力。

▶ （二）胎儿期的感觉器官

1. 听觉。

受孕后第 4 周，宝宝的听觉就已开始发育；胎儿第 8 周时，耳郭已经形成，但还不能听音；第 24 周，胎儿的传音系统基本发育完成；而到第 28 周，胎儿的传音系统已经充分发育完成，具有了听觉反应，可以感知来自母体子宫内外的声音刺激，能感知噪声并对此做出反应。

2. 视觉。

胎儿视觉感知的发育相对要缓慢一些，从第 16 周开始对光线敏感。母亲进行日光浴时，胎儿可以感觉得到光线的强弱变化。

3. 触觉。

胎儿的触觉出现得很早，甚至早于感觉功能中最

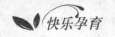

为发达的听觉。妊娠第8周时，胎儿就能扭动头部和身体；16周时，当母亲的手在腹部触摸到胎儿的脸时，胎儿就会做出皱眉、眨眼等动作；如果在腹部稍微施加一些压力，胎儿立刻就会做出相应的反应。同时，从第16周开始，胎儿可以感知冷；第20周开始，胎儿可以感知热。

4. 嗅觉。

胎儿的鼻子早在妊娠第8周就开始发育，但是嗅觉与视觉一样，在出生后才开始迅速发育。

▶ （三）胎儿在子宫里感知世界

无论是在生理还是病理上，胎儿与孕妇的关系都非常密切。孕妇的精神状态、饮食营养、生活起居、健康状况等，均可直接影响到胎儿的生长发育。现代科学证明，在妊娠期间对胎儿反复施以良性刺激，可以促进胎儿大脑的发育。古今中外的大量事实也表明，胎教对促进人类智商的提高是至关重要的。心理学家研究发现：人的智力的获得，50%在4岁以前，其中包括胎儿期，余下的30%是在4~8岁之间获得的，另外20%是在8岁以后获得的。

▶ （四）胎教的科学依据

了解胎儿的发育过程，有利于在胎儿期进行合理、有效的引导与发掘，给胎儿适度的听觉或视觉（如光线）及肢体触摸等刺激，可促使其大脑中与感觉、运动、思维、记忆等功能密切相关的神经网络发育更完善，有益于其出生后的智力开发。这个过程实质上是来自于产前对胎儿大脑生长发育的一种环境促进，它和准妈妈在胎儿大脑细胞生长的剧增期所给予的营养促进，共同构成了"产前胎儿大脑发育促进"的完整过程。

以环境促进和营养促进为主要手段的胎教，在给予胎儿足够营养保障的基础上，在大脑细胞分裂增殖的第一个高峰期，通过声、光、触摸等各种感官通道，增加外界对胎儿大脑皮质的良性刺激，促使其思维更敏捷，信息储存量更大，有利于其一生中的学习和工作，这就是胎教的科学依据。

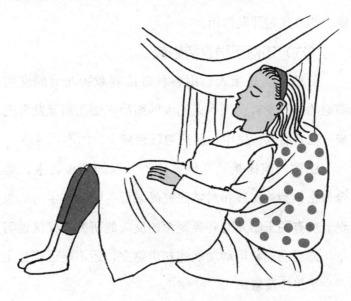

▶ （五）胎儿与父母心灵互通

心灵的作用就是借着心电感应与人沟通。胎儿期是一生中心电感应能力最强的时期。在母亲肚子里的胎儿

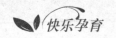

能运用心电感应能力，寻求与父母的交流与沟通。可遗憾的是，大人们往往已经失去了这种心电感应能力，父母通常不能察觉到胎儿的这种需求，因此胎儿无法获得来自外界的信息。

在子宫这个喧哗、吵闹的生活空间里，胎儿通过身体感知母亲的心跳声、血流声、肠道的蠕动声，在这里学习吞咽、学习吮吸、学习运动、学习呼吸，通过母亲传递来的一切信息感受着母亲的心绪，与母亲的心灵息息相通。母亲经常有意识地传送充满爱的意念和信息，能对胎儿大脑发育起促进作用，也能对其记忆、理解等能力的养成起开发作用。

▶ （六）如何正确看待胎教

胎教其实是指人们用各种方法刺激胎儿大脑皮质细胞的生长发育。因为人的大脑细胞在胎儿期就发育完成，在其后的一生中，脑细胞只会减少，而不会增多。

胎教的前提是胎儿能感应到外界的环境因素。迄今为止的胎教实践和科学研究尚未证实胎儿有学习的表现。所有关于胎儿对外界刺激的反应的研究，仅仅说明胎儿感觉功能和运动功能的初步建立，还不能证明胎儿产生了思维及意识。

胎儿生长到 6 个月后，虽然有了各种感觉，但受环境限制，还不能看到外界的事物，无法建立包括学习在内的各种条件反射。因此，从本质上说，胎教中胎儿对外界因素刺激的种种反应，并不是真正意义上的学习。

包括营养促进和环境促进在内，所做的只是胎儿大脑发育的产前促进工作，强调的是孕妇营养的合理摄取和环境的改善，及其对胎儿大脑发育影响的重要性。在整个妊娠的 40 周内，胎儿要从母亲体内获取大量的氨基酸，和用这些氨基酸合成胎儿大脑细胞的核蛋白时所需的一些微量元素，如铜、锌等。

因此，要特别重视营养和环境对胎儿大脑的影响。孕期特别是怀孕 3～6 个月期间孕妇的均衡营养和良好环境，是促进胎儿大脑发育的主要因素。

▶ 三、为什么要做胎教

▶ （一）胎教可以影响孩子的性格

性格是儿童心理发展的一个重要组成部分，它在人生的发展中起到举足轻重的作用。专家们已经证实，人的性格早在胎儿期就开始形成。胎儿性格的形成离不开生活环境的影响，母亲的子宫是胎儿生长的第一个环境，小生命在这个环境里的感受将直接影响其将来性格的形成和发展。研究发现，孕妇在妊娠期间的心理状态，对胎儿的身心发育具有很大影响。孕妇在妊娠期间若受不良心理状态的困扰，有过度紧张和焦虑的心理，胎儿出生后往往表现为多动、容易激动、好哭闹，长大以后又会表现为情绪不稳定。因此，注重孕期胎儿性格方面的培养，就显得非常必要。

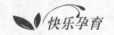

► **（二）受过胎教的孩子更聪明**

医学和教育学专家在进行了大量的比较和观察后发现，受过胎教的孩子在出生后，会比没受过胎教的孩子更聪明，主要表现在以下方面：

1. 听到音乐会安静下来。

2. 对陌生环境表现出新奇，很少没理由的哭闹。

3. 运动与感觉系统发育较早。

4. 记忆力比较强，记忆速度快。

5. 开始说话时间早，说话能力较强。

6. 乐感强，发音准确，学习唱歌速度快。

7. 理解能力与动手能力较强，容易掌握新的知识。

8. 眼睛明亮，动作能力发展速度快。

9. 性格活泼，喜欢与他人接触等。

► **（三）让孩子赢在起跑线上**

记忆是学习的基础。记忆能力的强弱是人类在学习中积累知识，在经验中总结提高的必要条件。人的记忆细胞在胎儿期就开始形成。虽然他（她）还不能开口说话，但在他们以后的行为中，如所画的画中，可以发现他们明显记住出生时的一些细节。

记忆能力的开发是一个热门的话题，所以很多幼教工作者都主张幼儿教育应越早越好。为了不让孩子输在起跑线上，父母总是绞尽脑汁让学龄前的孩子多学些知识以刺激其大脑发育。

因此，可以说胎教就是幼儿的早期教育，幼教启蒙于胎教，胎教为幼教打下了基础。

▶ 四、胎教的分类

▶ （一）营养胎教

所谓营养胎教，就是指导孕妇根据不同阶段胎儿发育的特点，合理摄取食品中的 7 种营养素（即蛋白质、脂肪、糖、矿物质、维生素、水、纤维素），以食补、食疗的方法来促进胎儿大脑发育，防止孕期疾病。

人的生命从一个重 1.505 微克的受精卵开始，到出世时约 3000 克左右的婴儿，这个发育成长的过程全依赖于母体供应营养。虽然影响胎儿正常发育的因素是多方面和复杂的，但是，孕妇的营养是胎儿健康发育的关键。而且人的智力发育与胎儿期的营养因素息息相关。例如：蛋白质是智力发育的必需物质，能维持大脑功能的发育，增强大脑的分析理解及思维能力；分子结构中结合有 DHA 的磷脂会增强大脑的记忆力，是脑神经元之间传递信息的桥梁物质；碘被称为智力元素；糖是大脑唯一可以利用的能源；维生素能增强脑细胞蛋白质的功能等。

胎儿大脑发达必须具备三个条件：大脑细胞数目要多；大脑细胞体积要大；大脑细胞间相互连通要多。这三点缺一不可。脑细胞分裂活跃期又分为三个阶段：妊娠早期；妊娠中晚期的衔接时间；出生后 3 个月内。这些都需要营养的支持。

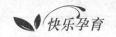

由此可见，营养胎教至关重要。

▶ （二）环境胎教

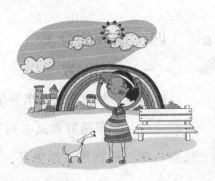

胎儿的正常发育，除了与父母的遗传基因、孕育准备、营养等因素有关外，还与孕妇在妊娠期间身体的内外环境有着密切的联系。

尤其在早孕 8 周内，胚胎从外表到内脏、从头到四肢都在形成，这个时期胎儿极易受到伤害，是胎儿致畸的危险期。为了保证胎儿的健康发育，准父母要认真学习保障妊娠过程中胎儿正常的卫生知识，避免环境污染、不洁食品、放射线污染、噪声伤害和不良嗜好的刺激等，母亲要自觉避免各种不利于妊娠的内外环境因素：如不洁性生活引起的胎儿宫内感染，以好的环境养胎，这就是环境胎教。

▶ （三）语言胎教

孕妇或家人用欢快、明朗、柔和、简洁、亲切、重复的语言，每次有目的地对子宫中的胎儿作 2～3 分钟的讲话，就是语言胎教。这种给胎儿期的大脑新皮质输入最初的语言印记，为后天的语言学习打下基础的胎教，又被称为"亲子对话"。医学研究表明：父母经常与胎儿"对话"能促进孩子出生以后语言方面的发育。

语言胎教的题材很多，父母可以将日常生活中的科普知识作为话题，也可以与数胎动结合进行，还可以由父亲拟定语言胎教的常规内容进行讲述，将形象描述、声音、情感三者融合在一起。例如：母亲对胎儿喃喃自语地讲述一天的生活，早上起床的第一句话是"早上好，我可爱的小宝贝"。打开窗户时说："太阳升起来了……"等。

▶ （四）音乐胎教

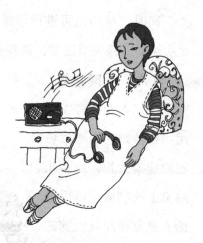

音乐是孕妇和胎儿建立联系和感情交流的最佳通道。音乐胎教是通过对胎儿不断地施以适当的乐声刺激，促使胎儿大脑神经细胞的发育，为优化后天的智力发展和音乐天赋奠定基础。音乐胎教是目前使用最广泛的胎教方法。

一个人智力的优劣与大脑神经元的发育有直接关系。因为大脑神经元表面有一个大的分支称为轴突，有很多小的分支称为树突，两个神经元之间依靠轴突、树突相互接触而传递冲动（即沟通信息）。医学研究表明，音乐胎教可以使胎儿的神经元增多，树突稠密，突触数目增加，使本无关联的大脑神经元相互连通。

整个围生期均可实施音乐胎教。

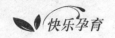

▶ （五）运动胎教

运动胎教是指孕妇进行适宜的体育锻炼，促进胎儿健康发育，有利于母亲正常妊娠及顺利分娩。

散步是最适宜孕妇的运动。早晨在林间散步，清新的空气，可改善和调节大脑皮质及中枢神经系统的功能，又能增加身体抵抗力，有防病保健之功效，有利于胎儿的发育。

同时，孕妇还可进行手指健脑操、腹式呼吸运动、足尖运动、踝关节运动、搓脚心运动。

▶ （六）抚摸胎教

孕妇本人或者丈夫用手在孕妇的腹壁上轻轻地抚摸胎儿，给胎儿触觉上的刺激，以促进胎儿感觉神经及大脑的发育，称为抚摸胎教。

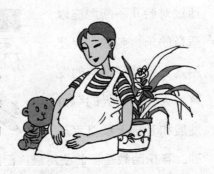

父母可以通过抚摸的动作配合声音，与子宫内的胎儿沟通信息。这样做可以使胎儿有一种安全感，使胎儿感到舒服和愉快。

抚摸胎教方法包括：爱抚胎教法、抚摸对话胎教法、触觉式胎教法、指按法、拍打法（动作轻柔）、胎儿抚摸运动等。

▶ （七）美学胎教

在我们生活的这个世界里，到处充满了各种各样的美，人们通过看、听、体会，享受着这美的一切。美学培养也是胎教的一个组成部分。音乐胎教、语言胎教、抚摸胎教、饮食胎教、环境胎教等都包含了审美的因素，都有美的内容和形式。美学胎教主要包括音乐美学、形体美学和大自然美学三部分。美学胎教是通过母亲对美的感觉来实现的，母亲将感受到的音美、色美和形美等美的信号通过神经传导给胎儿。轻快柔美的抒情音乐能转化为胎儿的身心感受，能起到促进其脑细胞的发育等众多作用；欣赏大自然的美对促进胎儿大脑细胞和神经的发育也十分重要；另外，孕妇还应欣赏绘画、书法、雕塑、戏剧及影视文艺等作品，接受艺术熏陶，把内心对美的感受传达给腹中的胎儿。

▶ （八）"直接胎教"和"间接胎教"

近年来，国内外专家对胎教进行了大量的研究，形成了两大主张。

一是直接胎教论。主张在胎儿对外界声音、光刺激、动觉刺激已经有一定的感知能力之后，用各种方法对胎儿施予教育。这类胎教主张的倡导者认为，直接胎教的实施，不仅可以提高胎儿的身体素质，而且能开发胎儿的智力潜能，促进胎儿智力的发育，使胎儿身心健康、聪明活泼。在这种观点的支持下，各种各样的胎教方法日益升温，其中尤以音乐胎教最为流行。

二是间接胎教理论。主张遵循我国古代胎教"外象内感说"，即通过外界事物作用于孕妇，引起孕妇生理

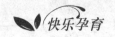

及心理的变化，并因此影响胎儿发育的学说，因此也称为"母教"。这是我国传统的胎教理论，很多中国大陆学者在这方面做了许多相关研究。

不管是直接胎教还是间接胎教，其作用不外乎以下两点：

1. 安抚胎儿的情绪，让胎儿将来有较高的 EQ（情商）。

2. 刺激胎儿的感觉神经、运动神经，促进胎儿神经系统发育。

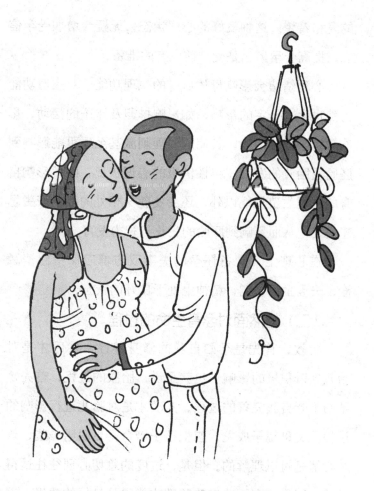

第二章　孕育前的准备

▶ 一、做好孕育生命的心理准备

▶ （一）准父母应具备良好的孕育状态

受孕之前，夫妻双方的心理状态都必须是良好的、稳定的、向上的。夫妻双方都要将胎儿视作自己生命的延续，是夫妻爱情的结晶，在孩子身上寄托着自己无限

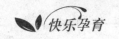

的爱和希望。这种良好的心理状态，无疑会增加受孕信心，提高受孕率，是受孕前应有的准备。

心理情绪会影响母体自身的生理功能，对生殖功能当然也会有一定的影响，如影响排卵及卵子的活动，影响对精子的接纳等，长期的心理刺激甚至还可能影响到胚胎及胎儿的发育。男性消极的心理状况，除了影响自身的生理生殖机能以外，还会使朝夕相处的妻子产生思想负担，从而影响到胚胎的生长与智力发育。

在心理上，准备怀孕的夫妻双方都应保持感情融洽，夫妻生活协调，精神上处于良好的状态。

▶ （二）坦然面对孕育生命的过程

胎教，首先是孕妇自我的修身养性，然后才是对胎儿施以积极的影响。也就是说，胎教的过程，首先是孕妇不断自我完善的过程，其次才是对胎儿进行影响的过程。父母望子成龙，想把孩子培育得更聪明一些，这种心情是可以理解的。但是，过度的急切心理往往适得其反，因为只有正确实施胎教才能得到良好的效果。因此，胎教不能过于急切，要坦然地进行，以一颗平常心待之。为了能做到这一点，孕妇首先要有一颗坦然的平常心，在有规律的日常生活中，按照胎教从低到高的进程坚持去做，并在这种持之以恒的胎教过程中找到与胎儿相互配合、相互协作的乐趣，也让胎儿从胎教中得到激励。从这个意义上说，孕妇们没有必要为了胎教而浪费太多的精力和金钱，只要清楚地意识到自己要当母亲了，很好地控制自己的情绪就行了。

胎教是一个综合性的科学生活不断积累的过程，不可急于求成。如果孕妇不认真学习胎教内容，没有掌握正确的胎教方法，想一蹴而就，便不能适度地实施胎教，不仅达不到预定的目标，还可能会导致不良结果；胎儿非但不能获益，还会受害。绝不可轻信和滥用市场上五花八门的胎教音像材料，与其让孕妇和胎儿听那些不能判断优劣的"胎教音乐"，还不如让孕妇听听悦耳动人的轻音乐。实际上，我们平时所接受的一般的胎教方法，如听古典音乐，在丛林中悠闲地散步，读一些休闲的文字作品，看娱乐电视节目等，归根到底就是让孕妇保持快乐的心境。

要记住，胎教是一个孕育生命的过程，准妈妈们既要爱自己，更要爱腹中的宝宝。

▶ （三）掌握一些关于胎教的常识

准父母们要学习和掌握一些妊娠、分娩常识，了解怀孕及妊娠过程中出现的各种生理、心理现象，如怀孕早期的妊娠反应、孕中期的胎动、孕晚期的妊娠水肿和腰腿痛等。一旦出现这些生理、心理现象，夫妻双方就能够正确对待，泰然处之，避免不必要的紧张和恐慌。

通过学习，树立生男生女都一样的观念。对于这一点，不仅准父母要有正确的认识，而且应成为所有家庭成员的共识。特别是准爷爷奶奶要从"重男轻女"的思想桎梏中解脱出来，给予子女更多的鼓励和关心，消除

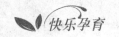

孕妇的后顾之忧。

部分孕妇由于缺乏医疗保健常识，对妊娠及分娩感到不安或恐惧，怕痛、怕手术、怕难产等。不少孕妇甚至会患上焦虑症，出现烦躁、易激动、失眠、食欲差等症状，很不利于母体和胎儿的身心健康。因此，准妈妈要认真学习孕育知识，加强自我保健，调整好身心状态，做好充足的孕产准备，这对优生和胎教大有好处。

▶ 二、为孕育做好身体准备

▶ （一）孕育前的饮食调理

计划怀孕的夫妻双方都要进行饮食调理，加强营养，为优生打下坚实的基础。注意饮食要多样，营养要全面均衡，不要食用被污染的食物，远离烟酒和咖啡。

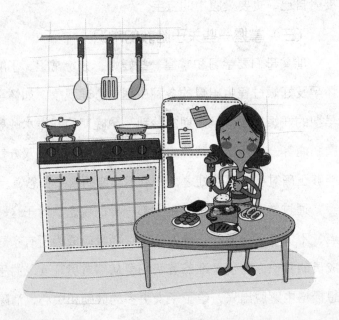

俗话说："药补不如食补。"食补平和、方便而又有效。体质较弱的妇女可在孕前进补，增强体质，为妊娠做好准备。建议夫妻双方每人每天摄入牛奶或豆浆 250 克、肉 150～200 克、鸡蛋 1～2 个、豆制品 100～150 克、新鲜蔬菜水果至少 500 克、坚果类食物 50 克。对于脾胃较虚弱的妇女，可多食山药、莲子、薏苡仁、白扁豆等以补脾胃。血虚、贫血的妇女，多食红枣、枸杞子、赤小豆、动物血、动物肝脏以补气血。对于易疲劳、易感冒者，可加用黄芪、人参、西洋参等。肾虚、痛经、腰痛者，可多吃龙眼肉、核桃、猪腰等。

▶ （二）孕前饮食调理营养餐

以下几款孕前饮食调理营养餐，可供打算怀孕的夫妇选择食用。

1. 韭菜粥。

材料：新鲜韭菜 30～60 克，粳米 100 克，盐少许。

做法：韭菜洗净切细，先煮粥，粥熬好后加入韭菜、盐再煮。

功效：韭菜健脾胃补肾，有益于受孕。

2. 红白豆腐。

材料：猪血 100 克，豆腐 100 克，作料少许。

做法：将猪血豆腐切块，放入开水中焯一下。将油锅烧七成热，下猪血、加入豆腐，葱、姜、盐、料酒翻炒。

功效：动物血中含铁较多，能养血、补血，适于气血虚者食用。

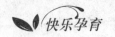

3.红糖山药。

材料：山药，红糖。

做法：先将山药切块；煮熟，捞出，入凉水浸泡。红糖加清水溶化，烧开，过滤，晾凉。把山药控干水分放入碗中，浇上红糖汁即可食用。

功效：本菜适合受孕前食用，山药补肾、强身、补气益精，可夫妻同食。

4.甲鱼汤。

材料：甲鱼（又称"水鱼"）1只，猪脊骨120克，作料少许。

做法：将甲鱼杀好洗净，与猪脊骨加水旺火同煮，煮烂为止。

功效：补中益气、滋阴，宜于孕前食用。

5.抓炒腰花。

材料：猪（羊）腰300克，作料少许。

做法：将腰花洗净，切成薄片，裹上淀粉，放入五成热油锅内翻炒，加酱油、料酒、糖、盐、葱、姜等，出锅即可。

功效：腰花可补肾气，适于孕前食用。

6.一品山药。

材料：山药500克，面粉150克，果仁、蜜饯、蜂蜜、糖适量。

做法：将山药蒸熟去皮，加面粉揉成面团，做成圆饼放盘中。上面摆果仁、蜜饯等，再蒸30分钟。将糖、蜂蜜、淀粉调成稠汁，烧开，浇在上面即可。

功效：山药补肾气，适于孕前食用。

▶ （三）职业女性应该远离不良的工作环境

工作环境中如果存在着噪声、放射线、染料、有机溶剂等各种污染，会对孕育产生不利影响。如苯对胚胎和胎儿的发育有影响，会导致自然流产、妊娠期呕吐、妊娠高血压综合征的发生率明显增高；长期接触噪声，也会导致自然流产、早产和死胎的发生率增加。

因此，从事与有毒有害、高温、放射线及辐射物质、噪声等有关工作的女性，暂不宜妊娠，建议离开工作岗位一段时间后再怀孕，以免发生自然流产、新生儿死亡、先天畸形及遗传性疾病。

▶ 三、夫妻之爱就是胎教

▶ （一）选择最佳年龄受孕

提倡适龄男女青年结婚、生育。妇女的生育年龄最好不超过 35 岁。这是因为女子在出生前卵细胞就已经存蓄在卵巢内，如果怀孕年龄越大，卵子受环境的影响就越多，流产及胎儿畸形的比率增高。同时，高龄产妇的产道伸展性降低，在分娩时容易出现难产。24～34 岁是最佳生育年龄段，这一时期夫妻双方精力最充沛，身体状况最好，且女性骨盆发育成熟的年龄在 25 岁左右。据研究表明：早于 20 岁的分娩者，先天性畸形儿的发生率比 24～34 岁的产妇高 50%；晚于 35 岁的分娩

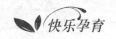

者，因为卵细胞在母体内已度过了 35 年，卵细胞老化，在卵子减数分裂时易发生异常。

▶ （二）性生活频率与胎教

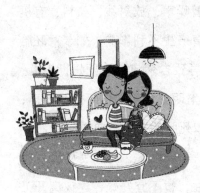

有人认为性交次数越多，精卵相遇的机会也就越多；也有人认为性交次数少，蓄精量多，容易受孕。其实，在婴儿时期，女性卵巢皮质内约有 10 万个始基卵泡，但是，生育年龄期间，卵巢每月排卵 1 次，每次 1 个（特殊者 2 个），其余均在卵巢中自行吸收。卵子排出后寿命不超过 24 小时。因此，从排卵到受孕仅在 1 天内完成。如果失去机会，只好再等 28 天了。所以，不能用增加性交次数的方法受孕。性交次数少，精子在男性睾丸内储存时间太久，容易老化；老化的精子活力降低，看起来是养精蓄锐，实际上使精子质量降低，不能达到优生的目的。

最佳受孕期，是来月经之前的 14 天，如果你的月经生理周期为 24～30 天，那么你的排卵期大约在 10～16 天之间。一个卵子一般存活 12～24 小时，所以排卵后行房往往太晚了，达不到受孕的目的。精子存活 72 小时，在排卵前每 3 天同房一次比较容易受孕。

► ## （三）性高潮与胎儿智商

负有孕育使命的性交，其性欲高潮与后代的智商息息相关。美国一项性科学研究表明：女性在达到性高潮时，血液中氨基酸和糖分能够渗入阴道，使阴道中精子的运动能力增强；同时，小阴唇充血膨胀，阴道口变紧，阴道深部皱褶伸展变宽，便于储存精液；平时坚硬闭锁的子宫颈口也松弛张开，使精子容易进入。数千万个精子经过激烈竞争，强壮而优秀的精子与卵子结合，孕育出高素质的后代。

选择天时地利人和之时，把恩爱的深情、温柔的触摸、亲昵的拥抱、甜蜜的接吻等传给对方，使爱之情感水乳交融，确保身心健康，精子和卵子质量优良，为胎教打下最初的基础。

► ## （四）丈夫在胎教中的责任

许多丈夫对自己在胎教方面的责任认识不清。一个新生命的诞生是卵子和精子结合的结果，它的遗传物质一半来自母亲，一半来自父亲。为了生育一个健康聪明的孩子，父亲要注意以下几点：

1.主动戒烟、限酒。烟酒中的有害成分能损害精子，使精子畸形，从而造成胎儿发育异常。

2.避免接触有害物质。如工业中的"三废"、农药、除草剂、食品添加剂等。大气、水质、食品的污染，也可能损害生殖细胞，如果因工作关系必须接触这些物质，一定要做好防护措施，如戴口罩、手套等。

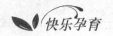

▶ 四、遗传因素对后代的影响

▶ （一）遗传因素与胎儿智力

遗传因素对孩子智力的影响，取决于父母双方的智力水平。在绝大多数情况下，如果父母双方智商都高，子女的智商也高。孩子的智力是由遗传和环境因素共同决定的。如果智商高的父母，能够正确地实施胎教方案，能对胎儿智力发育起到锦上添花的作用。因此，我们说配偶智力的高低与对子女进行胎教有一定的关系。

▶ （二）警惕遗传病

科技工作者对有精神缺陷的人群调查发现，这一人群的父母有近三分之一存在精神缺陷，这表明遗传因素的作用很大。所以，遗传病的预防应该从择偶做起，首先要调查一下他（她）的亲属里是否有人患有遗传病。

近亲结婚会增加遗传病的遗传概率，应避免近亲结婚。一旦发现夫妻双方家族有成员患有遗传病，夫妻双方应通过婚前医学检查来确定是否可以生育。

▶ （三）做一次孕前遗传咨询

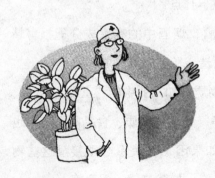

遗传咨询又称遗传商谈、遗传询问、遗传指导。遗传咨询的目的是通过与遗传疾病研究专家的交流，确定是否为遗传病基因

携带者，并对其生育患病后代的概率进行预测，商谈应采取的预防措施，减少遗传病患儿的出生，降低遗传病的发病率，提高人群对预防遗传性疾病的重视程度，提高出生人口质量。

目前，已经能够通过孕前遗传咨询和科学、客观地诊断，最大可能地筛查和预防遗传病。所以，准备怀孕的夫妇进行一次遗传咨询是很有必要的。

（四）遗传咨询包含哪些内容

遗传咨询主要围绕以下三个方面进行：

1. 妊娠分娩史：包括妊娠情况、时间、流产、死产或围生期死亡史及有害物质接触史等。遗传学专家将这些资料加以科学地综合分析，可为将要怀孕的夫妇提出忠告或建议。

2. 家族史：主要包括夫妇双方的父母、祖父母、兄弟姐妹的健康状况，或亡故亲属死亡的原因、年龄，亲属中发生的出生缺陷史等，以此来预测出现异常情况的可能性。

3. 近亲结婚情况：近亲结婚的夫妇所生婴儿出现遗传缺陷的概率大大增加，不要近亲结婚，这是优生学对人们的忠告。如果你已经是近亲结婚者，请你一定要咨询专家，专家会进行全面分析，为你提出合理的建议。

（五）重视遗传病的防治

遗传病是一种多发病、常见病。我国现有数千万名患有各种先天性疾病、智力低下等遗传病的患者，其中

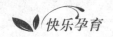
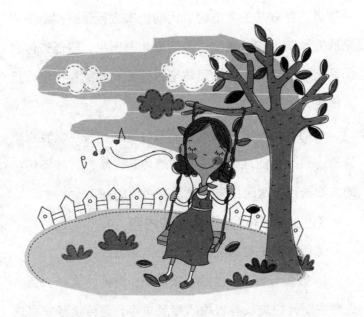

有不少患者病情严重，甚至造成了终身残障，给患者家庭和社会带来沉重的精神和经济负担。

遗传病重在预防。随着现代医学水平的不断发展，各种诊断技术和方法日臻完善。当你准备生育时，应向医生充分咨询，做好孕前、孕后筛查，通过产前检测，筛查出一些遗传病或先天性疾病，及时终止妊娠，可避免遗传病的发生。

目前，对某些遗传病可以用药物疗法与酶疗法来治疗，还有一些遗传病可以通过手术治疗或基因治疗来解决问题。

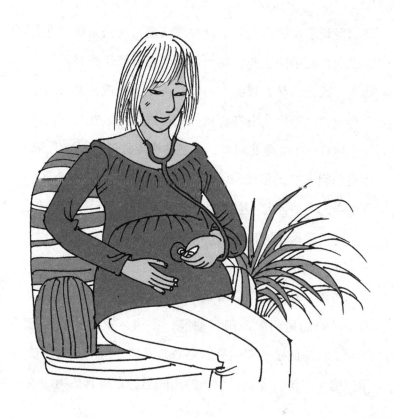

第三章　孕早期胎教

▶ 一、孕早期环境胎教

▶ （一）孕育孩子需要舒适优美的环境

胎儿的生长发育，不仅需要良好的内环境，也与外环境密不可分。孕妇置身于舒适优美的环境中，眼观美好景色，耳听优美音乐，呼吸大自然的清新空气，不仅

143

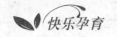
孕妇得到了美的享受，感觉神清气爽、轻松愉快，进而也影响她腹中的胎儿，真正达到"感天籁，悟潜通"的作用。因此，孕妇置身于洁静、美观、舒适、愉快的孕育环境中，对胎儿发育有良好的促进作用。在这样的环境中孕育出生的婴儿相貌、体态多遗传父母双方的优点，也更聪明一些。年轻的父母们在工作之余，应常常带着你腹中的"小宝宝"去感受、享受大自然的环境之美。

▶ （二）孕妇的房间如何布置

孕妇的房间，是孕妇生活起居的重要场所。孕妇房间的布置，是孕早期环境胎教的重要内容。

孕妇的房间要向阳、通风、整洁，室内陈设要简洁明了，房间色调要明亮、温暖。总之，房间布置要使孕妇感觉方便、舒适。孕妇的房间里一定要有植物的点

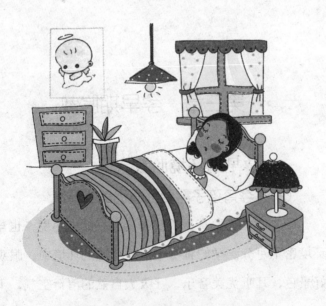

缀，要有聪明、漂亮的小宝宝照片，让孕妇经常观赏。摆设花卉可以视季节而定，比如：春天的牡丹，夏天的荷花，秋天的菊花，冬天的梅花。在四个不同的季节中，孕妇应该选择对应的植物装点自己房间，通过欣赏代表四季的植物，寄托美好的愿望，保持良好的心情。但要注意的是，不可将有毒或可能引起过敏的植物放入孕妇房间内。

▶　二、孕早期营养胎教

▶　（一）孕早期营养至关重要

妊娠第 1～3 个月称为孕早期。这个时期是胚胎发育最关键的时期，这时的胚胎对致畸因子特别敏感，因此要慎之又慎。孕早期孕妇的妊娠反应比较明显，容易因饮食量过少而导致营养缺乏，倘若发生营养不良，胚胎容易因营养物质缺乏而流产，就像果树上结的果子，在水分与养料不足时就容易枯萎掉落。这一点必须引起重视。

▶　（二）为胎儿大脑发育提供足够的"建筑材料"

人们在研究脑功能时，对脑组织进行分析，发现对脑组织发育产生影响最大的营养有以下 9 种：

1. 脂肪。

脂肪是构成脑组织的极其重要的营养物质，在大脑活动中起着不可代替的重要作用。

2. 蛋白质。

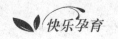

蛋白质是构成一切细胞和组织结构必不可少的成分，是人类生命活动最重要的物质基础。主要功能是：构成酶、激素、抗体以及机体组织，促进人体生长发育，维持毛细血管渗透压，供给人体部分能量。

3. 维生素 C。

维生素 C 在胎儿脑发育期能提高脑功能的敏锐。

4. 钙。

钙具有保证大脑工作以及在大脑产生异常兴奋时起到抑制的作用，使脑细胞避免受到有害刺激的作用，因此孕妇怀孕期间对钙的摄取也是很重要的。

5. 糖。

脑是消耗能量的器官，虽然大脑的重量只占体重的 2% 左右，但脑的耗能量却占全身消耗总热量的 20%。糖是大脑活动能量的来源，具有刺激大脑的活动能力的作用，其原因是由于大量的糖能刺激胰岛素分泌增加，使血液中色氨酸含量提高，而色氨酸又可刺激 5-羟色胺的产生，从而增强了大脑神经元的活力，提高智力。

6. B 族维生素。

许多营养学家认为 B 族维生素对大脑的功能有着间接的作用，B 族维生素包括：B1、B2、B6、烟酸、B12 等物质，它们对人体的作用十分广泛，而对脑的作用则是通过帮助蛋白质代谢而促进脑活动的，也就是说维生素 B 族对脑的作用是它与蛋白质共同作用的结果。

7. 维生素 A。

维生素 A 是促进脑组织发育的重要物质，缺少维生素 A 可致智力低下。因此，为了胎儿大脑更好地发育，孕期要适量补充维生素 A，但不可过量。

8. 维生素 E。

维生素 E 具有保护细胞膜的作用，还能防止不饱和脂肪酸的过氧化。

9. 碘。

碘是人体生成甲状腺素的主要原料，也是胎儿神经系统发育的必要原料。胎儿脑发育离不开碘。

▶ （三）妊娠早期的饮食

为了保证孕妇的健康和胎儿发育的需要，应注意为孕妇科学配餐，不仅要追求色、香、味、形，更要重视营养平衡，使每日膳食所供给的营养比例恰当，充分满足母体及胎儿生长发育的营养物质需要。一般来说，孕妇每日平均需要进食 400 克左右的谷类食品。另外，除了米、面等主食，还要增加一些粗粮、豆类、水果，品种要多样，粗细要搭配，饮食宜杂不宜偏，口味宜淡不宜重，性味宜甘平不宜辛热。孕妇要少量多餐，全面合理地摄取各种营养物质，以确保胚胎的发育。

妊娠早期的膳食搭配包括：

1. 谷物类。

各种豆类，如绿豆、赤小豆、黄豆；各种食物如八宝饭（应多放些青梅和大枣）、山楂干煮米饭。

2. 面点类。

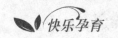

面包夹果酱（苹果酱、山楂酱最好）、烤馒头片、饼干、新鲜蛋糕。

3. 面条类。

凉面、卤面、什锦面（用黄花、木耳、虾仁、胡萝卜丁、黄瓜丁、瘦肉、鸡蛋、冬笋片、香菇、腐竹做浇汁较好）。

4. 豆制品类。

凉拌豆腐、麻婆豆腐、三鲜豆腐（指虾仁、海参、冬笋）、五香豆腐、砂锅豆腐、豆腐脑。

5. 水果类。

各种水果，只要合您的口味都可以食用，以富含 B 族维生素和维生素 C 的为好，最好在进餐前食用，以帮助消化和开胃。

注意，孕妇应少吃蔗糖等食物，少喝高糖饮料。

▶ （四）孕早期饮食调理营养菜肴

1. 当归党参炖母鸡。

材料：母鸡 1 只宰杀备用，当归、党参各 15 克。

做法：将当归、党参放入鸡腹内，置砂锅中，加葱、生姜、料酒、食盐、清水适量，放火上炖烂即可，吃肉喝汤。

功效：有补血壮体的功效。

2. 汽锅乌鸡。

材料：乌骨鸡 500 克，猪里脊肉 250 克，香菇（鲜）30 克，火腿 10 克，盐 4 克，料酒 15 克，味精 3 克。

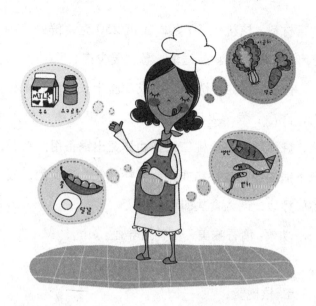

做法：乌鸡宰杀，去毛，去内脏，洗净，剁成块；猪里脊肉切4～5片。将鸡肉和里脊肉均放在沸水锅里焯水，装进汽锅，加入香菇、火腿后加盖，上笼屉蒸45分钟；待鸡肉熟烂后，拣去里脊肉，用精盐、料酒、味精调味即成。

功效：可益肝补血。

3. 雄鸡汤。

材料：选雄（公）鸡一只，宰杀备用，加甘草、党参、茯苓、阿胶各6克，黄芩、白术各3克，麦门冬9克，白芍12克，大枣12枚，生姜3片。

做法：以上材料入炖锅，炖汤食用。

功效：古人认为，妊娠3个月时孕妇易喜怒，服食雄鸡汤能调肝养胎。

4. 核桃仁炒韭菜。

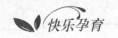

材料：核桃仁 50 克，韭菜 250 克，鲜虾 150 克，芝麻油 150 克，食盐适量，葱、姜少许。

做法：将韭菜洗净，切成 3 厘米长的节；鲜虾剥去皮，洗净；葱、姜切片。首先，将锅烧热，放入植物油，烧沸后，将核桃仁用香油炸黄出锅备用。然后，将葱下锅煸炒，放虾和韭菜炒至虾熟透，烹黄酒，放入核桃仁翻炒，调入食盐即可。

功效：清香味美，可补血养血。

▶（五）孕期饮食调理营养饮品

1. 核桃羹。

材料：核桃 500 克，白糖适量，桂花、湿淀粉少许。

做法：将核桃放在蒸锅内蒸 15 分钟，除去硬壳，取核桃肉放在热水中浸泡，剥去仁衣，将核桃肉用小磨磨成汁，过滤。将核桃汁倒入锅内，加白糖、清水烧沸，加湿淀粉，撒上桂花即可。

功效：能补肾固精、健脑、润肠通便。

2. 冰糖银耳羹。

材料：银耳、青梅、冰糖、糖桂花。

做法：将银耳泡软洗净，煮烂后加入冰糖、青梅、糖桂花即可食用。

功效：有清肺热、益脾胃、润肌肤的功效。

3. 杏仁饮。

材料：杏核 30 个，牛奶、蜂蜜适量。

做法：将杏核敲碎，连壳一起放在锅中煮 15 分钟，

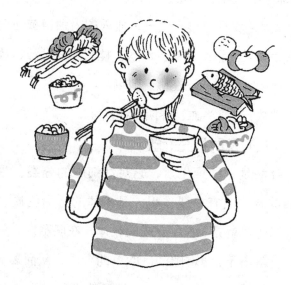

去渣，加牛奶、蜂蜜饮用。

功效：杏仁含有较多亚麻酸，促进大脑神经细胞发育。

4. 冰糖莲子。

材料：莲子 120 克，冰糖 180 克，鲜菠萝 30 克，罐头青豆 15 克，罐头樱桃 15 克，龙眼肉 15 克。

做法：先将莲子去皮、去心，放入碗内加温水 90 克，蒸至软烂。龙眼肉用温水洗净，鲜菠萝去皮，切成 1 厘米见方的丁。以上食材入锅置火上，放入清水 500 克，再放入冰糖烧沸，待冰糖完全溶化，端锅离火，过滤去渣。加青豆、樱桃、龙眼肉、菠萝，上火煮开。将煮开蒸熟的莲子，滗去水，盛入大碗内，再将煮开的冰糖水及配料一齐倒入大碗内，莲子浮在上面即成。

功效：养心安神，补脾益肾。

5. 蜜汁凉桃。

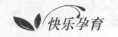
快乐孕育

材料：大桃、白糖、桂花。

做法：将桃去核、去皮，放入碗内加糖蒸20分钟，晾凉后放入冰箱。将糖、清水、桂花熬成粘汁，放入冰箱。食用时将糖汁浇在桃上即可。

功效：补气养血、养阴生津。

（六）及时补充叶酸

叶酸是一种维生素，它对红细胞的分裂、生长及核酸的合成具有重要作用，是人体的必需物质。叶酸从理论上讲就是DNA合成的载体，在胚胎发育的过程中，叶酸不足会影响胎儿DNA的合成，从而影响胎儿组织和器官的发育生成，容易导致先天畸形，包括无脑畸形、脊柱裂等。新生儿唇腭裂畸形及先天性心脏病，也与叶酸缺乏有关。婚后妇女计划怀孕时，应在怀孕前3个月到孕后3个月，在医生指导下开始服用叶酸。

蔬菜尤其是绿叶蔬菜中含有较多的叶酸，如菠菜、小白菜、油菜、香菜、雪里蕻等；水果如橘子、草莓等也含有较多的叶酸；动物肝脏的叶酸含量最为丰富；此外，动物的肾脏、禽蛋类食品也富含叶酸。但是，在食物烹调加工过程中，叶酸损失高达80%～90%。如果烹调温度高、加水多、时间长，则损失更多。

总的说来，叶酸在天然食品中的含量很低，且人对吃下的天然食品中叶酸的吸收利用率也较低，仅从天然的食品中补充叶酸，难免摄入不足。因此，还是建议在

152

医生指导下使用叶酸增补剂。

温馨提示：孕前和孕早期要补充叶酸。

▶ （七）缺碘地区的孕妇要及时补碘

碘是甲状腺素的组成成分，是维持人体正常新陈代谢的重要物质。在含碘较低的地区，妊娠期母体容易缺碘，可引起胎儿甲状腺发育不全、中枢神经系统畸形、儿童生长发育迟缓、智力低下或痴呆。成人每日碘的供给量为 100～140 微克，孕妇应适当提高，每日应用碘 175 微克左右。每 1000 克盐含碘 30 毫克，孕妇每天食用约 6 克碘盐即可。食用碘盐要注意：碘易挥发，故碘盐不可贮存过久；保存碘盐要加盖，放置干燥阴凉处，不要受潮，不要受热或烘烤；购买碘盐应选择小包装，随吃随买；在食品即将做好时才加入碘盐，碘盐不宜爆炒，不宜久煮久炖。碘在体内代谢的特点是："多吃多排，不吃也排"，所以，碘必须逐日、定量地补充。

▶ 三、孕早期运动胎教

怀孕早期，孕妇可以进行适当的运动，这不仅可以使孕妇放松心情，而且对胎儿的发育也是非常有益的。

（一）散步

散步不受条件限制，可以自由进行。在散步的过程中，可以一边呼吸新鲜空气，一边欣赏大自然美景。散

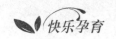

步过后，人体会产生轻微疲倦，对睡眠有帮助。散步也是整个怀孕过程中最好的一种运动方式，可以贯穿整个孕期运动胎教的始终。

（二）踝关节运动

孕妇坐在椅子上，一条腿放在另一条腿上面，下面一条腿的脚平踏地面，上面一条腿缓缓活动踝关节数次，然后脚背向下伸直，使膝关节、踝关节和脚背连成一条直线。两条腿交替练习上述动作。通过踝关节的活动，可以促进血液循环，并增强脚部肌肉力量。

（三）足尖运动

孕妇坐在椅子上，两脚平踏地面，足尖尽力上翘，翘起后再放下，反复多次，注意足尖上翘时，脚掌不要离地。通过足尖运动，可促进血液循环，并增强脚部肌肉力量。

（四）搓脚心运动

先用温水洗脚，擦干脚后将一条腿盘在另外一条腿上，用手揉搓脚心，搓右脚心时用左手，搓左脚心时用右手，最后转圈搓至发热。搓完以后，用拇指和食指逐个按摩脚趾，用力不要过大，然后用温水洗手就可以了。经常搓搓脚心，可以促进血液循环，也利于胎儿的成长发育。值得注意的是，在揉搓按摩的时候不要轻易使用按摩精油，一些含有化学物质的按摩精油能渗透皮肤，可能会带来不良的影响。

（五）手指健脑操

挤压：张开手指，食指与拇指尖相触，恢复伸直。然后相继以中指、无名指、小指做同样的动作。双手同时进行，反复3遍。

关闭：手指微微张开，拇指弯曲，尽量触及掌心最远处，伸直。双手同时重复30次。

弯曲：于指张开，弯曲拇指，触及掌心，然后伸直、弯曲、伸直。快速做30次。

开放：十指伸直，指尖相触，同时将右手拇指向上伸，左手拇指往手掌内部伸，调动拇指动作。反复30次。

按摩：用拇指和食指在指甲部位的正面及反面按摩。每次用力均匀，每指做十次。

此操可以贯穿于妊娠全程，不仅可以用于健脑，而且能加强血液循环，使呼吸平稳，还有预防妊娠高血压的作用。

▶ 四、孕早期音乐胎教

孕期胎教的音乐内容一般可分为早、中、晚3个阶段。孕妇早期应听一些轻松、愉快、有趣、优美、动听的音乐，使其感到舒心。

利于入睡的音乐：海顿《大提琴协奏曲》、罗西尼歌剧《〈威廉·退尔〉序曲》、普罗柯菲耶夫《彼得与狼》等。

消除紧张的音乐：海顿《第100号交响曲"军队"》、

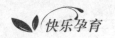
西贝柳斯《芬兰颂》、法雅
《芭蕾组曲"三角帽"》、鲍罗
丁《在中亚细亚草原上》等。

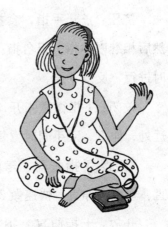

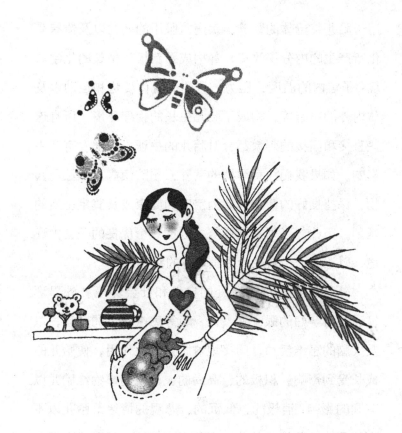

第四章 孕中、后期胎教

▶ 一、环境胎教

▶ （一）为孕育胎儿创造良好的内外环境

胎儿的孕育环境可分为内环境和外环境。内环境包括母亲的精神状态、品格修养、行为习惯活动和母亲自身营养状况、内脏器官、内分泌系统等，内环境直接作

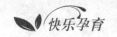

用于胎儿。母体的营养、疾病、服用的药物以及情绪变化所产生的内分泌改变，都构成了新机体生长的化学环境；子宫内的温度、压力、母体的身体姿势和运动以及体内外的声音等，构成了胎儿生长的物理环境。所有这些直接和间接的刺激都会对胎儿的生理、心理发育产生影响。如果我们注意孕期的营养、预防疾病、不滥用药物、保持良好的情绪，会为宝宝的健康成长奠定坚实的基础。因此，必须重视并努力创造一个优良的子宫内环境，以适应一个新生命生长发育的需要。

外环境是指母体所处的自然和社会环境。外界环境通过对孕妇的眼、耳、口、鼻等感觉器官的刺激，以及大脑的思维活动，间接地对胎儿发生作用，使胎儿的成长受到影响。积极的、高尚的、乐观的事物给胎儿以有利的影响；消极的、低沉的、悲观的情绪给胎儿以不利的影响。孕妇与胎儿之间虽无直接的神经联系，但胎儿可通过母体中化学物质的变化来感受母亲的情感和意图，母亲的情绪会直接影响胎儿神经系统的发育和性格的形成。

温馨提示：优美的环境有利于孕妇静心、安胎。

（二）宁静是最好的胎教

情绪对胎儿的身心发育影响极大，当母亲的情绪不安时，胎动次数明显增加，最高可达平常的 10 倍。如果胎儿长期不安，体力消耗过多，出生时体重往往比一般婴儿轻 500～1000 克。不仅如此，孕妇的情绪不安还会影响到胎儿的智力发育。1976 年唐山大地震发生后，人们用 10 年时间对震灾期间孕育出生的胎儿有无远期影响进行考察，发现震灾组儿童的平均智商为 81.7，大大低于对照组的 91.3，这说明母亲在怀孕期间的身心健康和心理状态确实可以影响胎儿的智力发育。

医学研究发现，孕妇的行为举止，尤其是情绪变化，会通过母体血液的化学成分和激素分泌的变化而影响到胎儿的发育。例如：当孕妇恐惧、紧张时，体内的血管收缩，对胎儿的供血量也相应减少，长此以往，可造成对胎儿大脑发育的影响；孕妇过于紧张时，其肾上腺就会分泌过多，将会直接影响到胎儿的生长发育，甚至有可能导致流产。

因此，妇女在孕期的行为、情绪，确实能够影响胎儿的生长发育。国内有专家提出"宁静是最好的胎教"，所谓"宁静"是指孕妇本身情绪的宁静，即不急不躁、不郁不怒、心情愉悦的精神状态。

▶　**（三）和胎儿一起早睡早起**

胎儿在第 7 个月左右就会进行"看"的练习，但胎儿并未睁开眼去看，而是透过母亲的生活规律来区别黑夜或白昼。这是由于人脑中的松果腺在眼睛看强光时，所分泌的激素减少，看弱光时则相反。母亲脑中松果腺素的分泌讯号会传至胎儿脑中，母亲将感觉明亮程度的

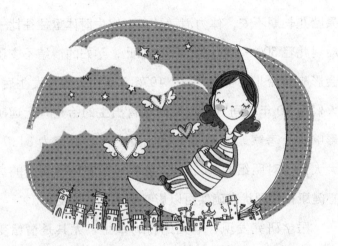

讯息传给胎儿，就是在通知胎儿脑中的生物时钟。只要妈妈在妊娠期养成良好的早睡早起的"昼行性生活"，胎儿也将获得规律正常的生活。早睡早起的儿童，比其他一般的小孩更为活泼健康。

▶ （四）良好的习惯从胎儿期开始培养

　　我们每一个人都有着各自的生活习惯，有的人喜欢早睡早起，有的人喜欢晚睡晚起，有的人可能一辈子生活都没有规律。要养成一种良好的生活习惯是不容易的，胎儿在母亲腹内就受到母亲的生活习惯的影响，并潜移默化地继承下来。

　　有一位叫舒蒂尔曼的医生，对新生儿的睡眠类型进行观察。他把孕妇分为早起和晚睡两种类型，然后对这些孕妇进行追踪调查。结果发现：早起型母亲所生的孩子天生就有同妈妈一样的早起习惯，而晚睡型母亲所生的孩子也同其妈妈一样喜欢晚睡。通过实验，可以得出这样一个结论：新生儿的睡眠类型是由母亲怀孕后几个月内的睡眠所决定的。胎儿出生几个月内，可能和母亲在某些方面就有着相同的规律了，母亲的习惯将直接影响到胎儿的习惯。如果有些母亲本身生活无规律，习惯不良，那么一旦怀孕，就要从自身做起，养成良好的习惯，才能生育出具有良好习惯的孩子。

▶ （五）时刻关注胎动传递的信息

处在子宫中的胎儿不能说话，只能通过动作表达情绪和要求。所以，每当胎儿感受到不适、不安或愉快满足时，就会通过胎动给母亲传递信息。妊娠 14 周后，胎儿会产生快乐、不快乐、不安、生气等"情绪"，大约至 30 周时就逐渐有"心理"的雏形。

怀孕 32 周时，母亲的情感与胎动之间也有了某种联系。胎儿能通过踢动与母亲进行情感交流，只是讯号有所不同。有滚动式、拳打脚踢式、喘息样呼吸式、弹跳式，当然，其中感觉只有母亲才能体味。科学家做了一个试验：首先让母亲坐着听音乐，然后播放母亲喜欢的音乐，渐渐地母亲开心地哼唱起来，气氛非常愉快，在播放音乐的过程中，胎儿感受到愉快的气氛而活泼快乐地游动起来。但是，如果播放的是母亲不喜欢的乐曲，或母亲根本无意欣赏，此时腹中的胎儿也停止活动。

温馨提示：怀孕 28 周后，应于每天早、中、晚各统计胎动 1 小时，每小时胎动应不少于 3 次。

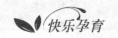

▶ （六）光刺激胎教法

适时地给予胎儿光的刺激，能促进胎儿视网膜光感细胞的功能尽早完善。胎儿在 22 周时，视觉已经有很大发展，只是眼睛尚未睁开；到了妊娠第 38 周，对胎儿的视力训练和智力训练就可以开始了。

准妈妈可以迎着阳光散步，让太阳温暖柔和的光线直射在腹壁上，刺激宝宝的视觉发展。在晴朗的日子里，最好到公园散散步，让胎儿通过孕妇的腹壁，享受一些阳光。散步时，可将手放在腹壁上，轻轻地和胎儿说："宝宝，你知道现在的阳光多好吗？"适量的光线和母亲温柔的声音，对胎儿是一种良性的刺激。

请记住，不要用太强的光线刺激胎儿，对胎儿而言，他最喜欢的亮度是透过母亲腹壁进入子宫的微弱光线。

▶ 二、营养胎教

围产期要求孕妇食品多样化、量适当、质量高、易消化、低盐（食盐量应控制在每日 6 克以下）、低脂。适当控制饮水量，但饮水次数不能减少。要经常晒太阳，以促进钙的吸收。

▶ （一）为胎儿的大脑发育补充足够的营养

孕中、后期营养胎教的重要性不亚于孕早期。应该强调，在整个妊娠期间，都要通过加强孕妇的营养，促进胎儿脑细胞的发育，促进大脑体积和神经纤维的增长，使脑的重量不断增加。在妊娠中、晚期的第 3～6

个月和第 7~9 个月这两个阶段，是胎儿大脑发育得特别快的时期，孕妇的营养摄入非常重要。

▶ （二）养成良好的孕期饮食习惯

为保证孕中、后期的营养摄入，孕妇一定要养成良好的饮食习惯，做到三餐"三定、二要"。

1. 三餐定时。

早餐 7~8 点，午餐 12 点，晚餐 18~19 点，适当加餐。吃饭时间最好花上 30~60 分钟，进食的过程要从容，心情要愉快。

2. 三餐定量。

三餐都不宜被忽略或合并，且分量要足，每餐各占一天所需热量的三分之一，或呈倒金字塔型——早餐丰富、午餐适中、晚餐量少。

3. 三餐定点。

如果准妈妈希望未来宝宝吃饭时能专心坐在餐桌旁，那么您现在吃饭的时候就应固定在一个气氛和谐、温馨的地点，且尽量不被外界干扰或影响。

4. 食物要多样化。

身体所需的营养尽量从食物中获得，而非拼命补充维生素，因为目前仍有许多营养素尚未被发现，所以建议准妈妈多选择不同种类的食物，每天可吃 25 种不同的食物，营养才易均衡充足。

5. 要以未加工的食物为主。

尽量多吃五谷杂粮、蔬菜、新鲜水果等，烹调的方

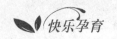
式以保留食物原味为主。少用调味料，少吃煎炸类垃圾食品。

▶ （三）孕期吃鱼好处多

妊娠期吃鱼的好处很多。鱼肉中含有丰富的DHA，DHA对人类大脑的发育起着十分重要的作用。鱼肉质地细嫩，容易消化吸收，鱼肉含有丰富的钙、磷、蛋白质和不饱和脂肪酸，尤其是鱼头中富含卵磷脂。卵磷脂在人体内合成乙酰胆碱，这是脑神经元之间传递信息的一种主要的"神经递质"。所以，多吃鱼可以促进胎儿的大脑发育，还能够增强孕妇的记忆力。

英国脑营养化学研究所麦克·克罗夫特教授总结食用鱼类对人类智慧发展的作用时说："人类是因为食用鱼类，才使得大脑发达而成为地球上脑容量最大的高级智能生物的。"

▶ （四）DHA对胎儿大脑发育的重要作用

DHA（二十二碳六烯酸）能优化胎儿大脑锥体细胞膜磷脂的构成成分。欧、美、日等许多地区和国家的科学家均已用实验证实，DHA与人脑和视网膜的神经细胞的增长和成熟有直接关系。尤其胎儿满5个月胎龄后，由于胎教内容的施加，人为地增加了对胎儿听觉、视觉、触觉三种感觉神经通路的刺激，会引起胎儿大脑皮质上相关的感觉中枢区域里的神经元（锥体细胞）增长更多的树突或树突棘，这就需要由母体供给胎儿更多的DHA，以便满足因胎儿大脑和视网膜上神经元的发

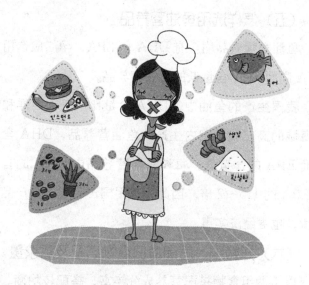

育对 DHA 的需求。

动物实验发现，缺乏 DHA 的胎儿，各器官脂肪模式会有变化，大脑受到的影响最大。孕妇在妊娠 30 周后，胎儿脑中的 DHA 明显升高，早产儿出生后的第一个月如不补充 DHA，那么新生儿视网膜的敏锐性和学习能力将较差。

在母亲妊娠最后 3 个月内，胎儿可以用母亲血液中的 a-亚麻酸合成自己的 DHA，所以，母亲在孕期特别是最后的 3 个月孕期中，应多吃一些含 a-亚麻酸多的坚果，如核桃等。有条件者也可直接从深海鱼油类营养品中补充 DHA，并应在食用牛奶、豆浆、鸡蛋、鱼、豆腐等食品时同服，或直接用牛奶或豆浆送服，这样才能充分吸收。

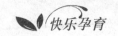

▶ （五）怎样选用鱼油营养品

鱼油类营养品均含有 DHA 和 EPA，孕妇应选用含 DHA 高而 EPA 含量低的鱼油营养品。

我国生产的鱼油中，DHA 含量比产于大西洋和其他海域的高。我国国内生产的鱼油营养品，DHA 含量高而 EPA 的含量低，每粒鱼油营养品中 DHA 的含量为 EPA 的 1.5～2 倍。因此，选用国产品比进口产品更合适，也更经济实惠。

▶ （六）妊娠中、后期每日食物搭配及需求量

以下两组食物搭配营养成分丰富，搭配较均衡，可以依据孕妇自己的口味任意选择食用。

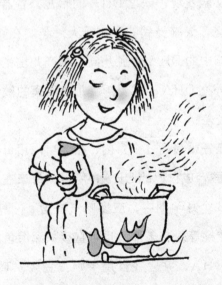

第一组：面粉 200 克、大米 100 克、玉米面 50 克、鱼 100 克、牛奶 250 克、鸡蛋 50 克、瘦肉 150 克、豆腐 50 克、蔬菜 500 克、木耳 10 克、植物油 10 克、水

果 500 克、葵花籽 20 克。用以上食物配制烹调膳食后，每日从中可摄入蛋白质 96 克、热量 11000 千焦、钙 1600 毫克、锌 14 毫克、铁 45 毫克、维生素 A 1000 国际单位、维生素 E 14 毫克。每周服用维生素 A 胶囊 1 粒，按医嘱补服锌制剂。

第二组·面粉 200 克、大米 100 克、赤小豆 100 克、牛奶 250 克、肉 100 克、熟肝 20 克、蔬菜 500 克、海带 100 克、植物油 10 克、红枣（干）50 克、水果 250 克、葵花籽 30 克。用以上食物配制烹调膳食后，每日大约从中可摄取蛋白质 95 克、热量 11500 千焦、钙 1600 毫克、锌 17 毫克、铁 50 毫克。

▶ （七）孕中、后期饮食调理营养餐

1. 墨鱼鸡肉饭。

材料：母鸡一只，带骨墨鱼干一条，糙糯米 150 克，食盐少许。

做法：将母鸡洗净，连墨鱼一同放入砂锅，炖熟。捞出鸡肉墨鱼，用浓汤煮糙糯米饭，用鸡肉、墨鱼佐餐。

功效：滋肾精，固冲任，适用于肾虚胎漏、胎动不安。

2. 蓬松蛋。

材料：鸡蛋、奶油、牛奶适量（3 个鸡蛋用 1 汤匙油、2 汤匙牛奶），盐少许。

做法：将奶油化开，打入鸡蛋，倒入牛奶，放入盐，打起泡沫，放在火上煮，同时不断地搅动。变稠

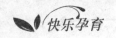

时，从火上取下，再搅动，盛入盘中，与面包干同吃。

功效：滋阴润燥，养血安胎。

3. 白术鲫鱼粥。

材料：鲫鱼30~60克，去鳞及内脏，白术10克洗净。

做法：白术煎汁1000毫升，再将鱼和粳米30克煮成粥，粥熟后加白术汁和匀，每日一次，连服3~5天。

功效：补脾益胃，和中安胎。

4. 鸡子粥。

材料：鸡蛋、阿胶、糯米、精盐、熟猪油。

做法：将鸡蛋打烂搅散，糯米用清水浸泡1小时。锅内放清水，烧开后加糯米，待开后，改用文火熬煮成粥，放入阿胶和鸡蛋，煮开后，再加入猪油、精盐、搅匀即成。

功效：养血安胎。

5. 墨鱼粥。

材料：干墨鱼、粳米、精盐、葱段、姜片、花生油、清水。

做法：将干墨鱼用水泡发，冲洗干净，切成丁块，粳米淘洗干净。炒锅放入花生油烧热、下葱、姜，煸香，加入清水和墨鱼肉，煮至熟烂，加入粳米，继续煮至粥成，再放入精盐即可。

功效：滋补养血，调经止带，养胎利产。

6. 牡蛎粥。

材料：鲜牡蛎肉100克，糯米100克，大蒜50克，

五花肉 50 克，料酒 10 克，葱头末 25 克，胡椒粉 1.5
克，精盐 10 克，熟猪油 2.5 克。

做法：糯米淘洗干净备用，鲜牡蛎肉清洗干净，五
花肉切成丝。糯米下锅，加清水烧开，待糯米稍煮至开
花时，加入五花肉、牡蛎肉、料酒、精盐、熟猪油，一
同煮成粥，然后加入大蒜末、葱头末、胡椒粉调匀即可
食用。牡蛎肉味鲜美，是很好的营养品。

功效：滋补营养，补充维生素 D。

7. 胡萝卜粥。

材料：胡萝卜 500 克，粳米 100 克，红糖适量。

做法：将胡萝卜切成小块，同粳米加水煮粥，调入
红糖温服。

功效：消胀化滞。

8. 百果羹。

材料：莲子 20 颗，龙眼 20 颗，荔枝 10 颗，红枣 10
个，赤小豆半碗，花生米半碗，桂花 1 匙，白糖适量。

做法：将莲子浸泡后去皮去心；龙眼、荔枝去核；
红枣浸泡。将赤小豆、花生米、莲子、红枣煮熟，再加
入龙眼、荔枝，共煮烂，放入白糖、桂花。

功效：营养滋补。

9. 荔枝粥。

材料：干荔枝肉 50 克，山药 10 克，莲子 10 克，
大米 250 克。

做法：将山药（捣烂）莲子（去皮去心）、荔枝肉加

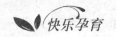

入适量水煎煮，煮至软烂时再放入大米，煮成粥即可。

功效：补益气血。

▶ 三、运动胎教

▶ （一）适当运动有益于孕妇与胎儿

孕妇适当做些运动或家务劳动，对孕妇与胎儿都是有益的。运动可改善睡眠、增加食欲、增强体力、预防过胖、减少便秘。总之，孕妇只静不动是不可取的。但要选择孕妇力所能及的运动或劳动，且孕妇要感觉愉快才好。

医学专家发现，孕妇进行运动时，腹中胎儿也在运动，此时胎儿心率每分钟可增加10~15次，表明胎儿对运动有适应性反应，且出生时的健康状况也比一般新生儿好。美国宾夕法尼亚州立大学的研究发现，有慢跑习惯的孕妇所生的婴儿比活动少的孕妇所生的婴儿更健康。

▶ （二）步行是孕妇最好的运动

步行是一种有规律的有氧运动，既可促进血液循环，增加呼吸量，又能促进胃肠蠕动，增强腹部血液循环，增强腹肌、腰背肌和骨盆肌肉的力量及弹性，孕妇通过有节奏的肌肉收缩运动，能防止因腹壁松弛而造成的胎位不正和难产，从而能缩短分娩时间，

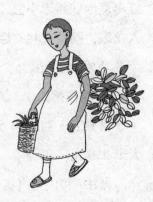

防止发生产道撕裂伤和产后出血现象。因此，建议孕妇每天散步半小时，并把散步变成日常习惯。

▶ （三）适合怀孕中、后期的运动

怀孕后期是整个孕期最辛苦的时期，孕妇应以休息为主，只能做轻微运动，强度以每周 3 次，每次 15～20 分钟为宜。以下运动方式可视孕妇的自身承受情况选择。

1. 练习盘腿坐：早晨起床和临睡时盘腿坐在地板上，两手轻放两腿上，然后两手用力把膝盖向下推压，持续一呼一吸后即把手放开。如此一压一放，反复练习 2～3 分钟。此活动通过伸展肌肉，可达到松弛腰关节的效果。

2. 骨盆扭转运动：仰卧，左腿伸直，右腿向上屈膝，足后跟贴近臀部，然后，右膝缓缓倒向左腿，使腰扭转。接着，右膝再向外侧缓缓倒下，使右侧大腿贴近床面。如此左右交替练习，每晚临睡时各练习 3～5 分钟。可加强骨盆关节和腰部肌肉的柔软度。

3. 振动骨盆运动：仰卧、屈膝，腰背缓缓向上呈反弓状，复原后静 10 秒钟再重复；然后，两手掌和膝部着地，头向下垂，背呈弓状，然后边抬头、边伸背，使头和背在同一水平上，接着仰头，使腰背呈反弓状，最后头向下垂，反复。可以松弛骨盆和腰部关节，使产道出口肌肉柔软，强健下腹肌肉。

4. 腹式呼吸练习：腹式呼吸应从卧位开始，分四步

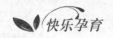

进行：第一步用口吸气，同时使腹部鼓起；第二步再用口呼气，同时收缩腹部；第三步用口呼吸熟练后，再用鼻吸气和呼气，使腹部鼓起和收缩；第四步在与呼吸节拍一致的音乐伴奏下做腹式呼吸练习。

5. 增强骨盆底肌肉练习：收缩肛门、阴道，再放松。

6. 旋转踝关节运动：将一只脚抬离地面，旋转踝关节，先按顺时针方向旋转，再依逆时针方向旋转。可改善下肢的血液循环。

▶ **（四）胎儿体操**

孕妇在感觉到有胎动以后，便可每日定时与胎儿做体操。方法是：孕妇平卧床上，尽量放松，双腿屈膝；孕妇双手捧住子宫，用手指轻拍或轻压胎儿，胎儿感觉到刺激，便会做出相应的反应，如伸胳膊、蹬腿等。经过一段时间后，胎儿习惯了这种活动，就会形成条件反射，只要妈妈把手放在腹壁上，胎儿便会进入胎内运动状态。此时再伴随着轻柔的音乐，效果更好。胎儿体操运动每次 5~8 分钟，到妊娠 8 个月以后，可持续 10 分钟。

温馨提示：胎儿体操时间不宜过长。

▶ **四、音乐胎教**

▶ **（一）欣赏音乐是调节孕妇心情的良方**

音乐对于调节孕妇的精神和情绪，可以起到很大的帮助作用。舒缓、轻柔的音乐旋律，给人一种身临其境的感觉和享受。加上歌曲中对人的心理与精神有诱导或劝慰作用的歌词，更会吸引和打动孕妇和胎儿，是极有好处的一种环境影响，孕妇可以经常聆听。

温馨提示：音乐胎教将给孕妇在精神和情绪方面带来良好的影响，使孕妇在它的陪伴和陶冶下，顺利地度过整个妊娠期，直到孩子顺利分娩。推荐如下胎教曲目：

催眠乐曲：《二泉映月》

镇静乐曲：《春江花月夜》

舒心乐曲：《江南好》

排忧乐曲：《喜洋洋》

消除疲劳乐曲：《锦上添花》

振奋精神乐曲：《步步高》

促进食欲乐曲：《花好月圆》

▶ （二）怎样做音乐胎教

音乐胎教可以由孕妇通过"音乐熏陶法"与"哼歌谐振法"贯穿整个围生期。

"音乐熏陶法"是指通过听舒缓柔美的轻音乐，让孕妇的休闲生活中充满优美的乐声，从而使孕妇精神愉悦。

"哼歌谐振法"是指母亲用柔和的声调哼唱轻松的歌曲，同时想象胎儿正在静听，从而达到与爱子心音

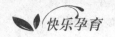

的谐振。此外，也可从妊娠 22 周左右开始，采用"胎教器传声法"进行音乐胎教，但一定要注意音频不能过高，音量不能过大。

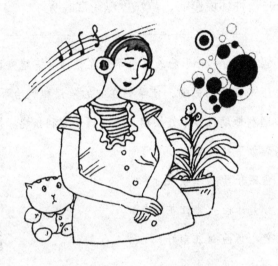

音乐胎教的时间应选择在胎儿觉醒期，即有胎动的时候进行，也可固定在临睡前。可直接播放。孕妇应取舒适的位置，精神和身体都应放松，精神要集中，距音乐 1.5~2 米远，音量可在 65~70 分贝左右，每次 15~20 分钟。千万不要将音乐直接放到腹壁上给胎儿听，以免损害胎儿的听觉神经。孕妇也可同时通过耳机收听带有心理诱导词的孕妇专用音乐，或选用自己喜爱的各种乐曲，可随音乐进行情景联想，力求达到心旷神怡的境界，借以调节精神和情绪，增强胎教效果。

温馨提示：在音乐胎教过程中，母亲应与胎儿一起投入音乐艺术氛围中，而不能以局外人的身份出现，切忌一边听，一边胡思乱想，或是做一些与此无关的事情。

▶ （三）唱首歌给宝宝听

著名小提琴家叶胡迪·梅纽因曾说，他的母亲在他出生前经常对他唱歌，这可能是造就他杰出的音乐才能的原因。孕妇给胎儿唱歌是一种自然的胎教，母亲声音的自然振动可带给胎儿和谐的感觉和情绪上的安宁感。母亲富有节奏的心脏搏动声，是胎儿在所处环境中最先听到的声音，如母亲心率节奏正常，胎儿就会感到环境安全而无忧无虑。母亲唱歌时，歌声与她的呼吸、心跳、胸腔和腹部的运动是一致的，因此母亲的歌声更能直接地刺激胎儿的听觉，促使胎儿的神经系统和感觉器官的发育，促进胎儿的记忆发展。歌曲宜选择抒情歌曲或摇篮歌曲，唱歌时心情舒畅，把慈母之爱唱给胎儿听，从而达到与胎儿的共鸣。一方面，母亲在自己的歌声中陶冶性情，获得了良好的胎教心境；另一方面，母体在唱歌时产生的物理振动，和谐而又愉快，使胎儿从中得到感情上和感觉上的双重满足，而这一点是任何形式的音乐所无法取代的。

当准妈妈在做家务事时，可以哼唱些轻松欢快的曲

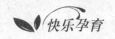

子，让胎儿不断地听到母亲怡人的歌声，这样既可传递爱的信息，又有意识地播下了艺术的种子。哼歌时，声音不宜过大，以小声说话的音量为标准，不能大声地高唱，以免影响子宫中的胎儿。歌曲可选择《小燕子》《妈妈的吻》《早操歌》《小宝宝快睡觉》等，唱这些歌曲时可边唱边加以描述，将自己对歌曲的理解描述给宝宝听。

▶ （四）准爸爸是最佳的音乐老师

医学研究表明：胎儿在子宫内最适宜听中、低频的声音，而男性的说话声及唱歌声正是以中、低频调为主。因此，准爸爸就成了音乐胎教中最佳的"音乐老师"。可以采取父教子"唱"法施教，具体做法是：准爸爸采用练习音符发音，例如"1、2、3、4、5、6、7"，"7、6、5、4、3、2、1"，反复轻声教唱若干遍。

▶ （五）胎儿最适宜听舒缓的轻音乐

让休闲生活中充满优美的乐声，使怀孕妈妈精神愉悦。在音乐胎教中，由于声音有乐音和噪音之分，因此对胎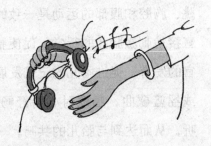儿的刺激也就有有益与有害之分。迪斯科舞曲、架子鼓的声音，在某些时候可以创造欢乐的气氛，但对于孕妇和她腹中的宝宝，这种节奏强烈、带有振动性的声音无异于噪声，所以，孕妇不宜听这类音乐。舒缓轻柔与欢快相间的E、C调音乐才是最适宜胎儿听的音乐。

▶ （六）给胎儿洗个"音乐浴"

准妈妈可以坐在带靠背的沙发、椅子或躺椅上，双腿放在前方比座椅稍高的凳子上，手放在双腿两边，闭上眼睛，全身放松。音乐放置在一定距离的地方，音量适中，音乐以自己喜爱的为主，节奏较明快为好，太快或太慢都会影响效果，若先舒缓、后明快也可。音乐要连续播放 5～10 分钟左右。

随着音乐的奏起，全身自然放松。首先感受到音乐如波浪般一次又一次有节奏地向你冲过来，时间控制在 3 分钟或单首乐曲为限。然后，闭目想象音乐如温热的水流自头顶向下流动，血液也在从头到脚来回有节奏地流动，时间约 5 分钟或单首乐曲为限；最后睁开眼，随着音乐的节奏，手、脚有节奏地晃动，时间约 2 分钟或单首乐曲为限。

当音乐停止以后，起身走动走动。享受完音乐浴，头脑的昏沉感和身体的疲乏感会一扫而光，头脑变得清醒。

怀孕 5～6 个月时，"音乐浴"乐曲可以适当增加至两首，交替轮流播放。

▶ 五、语言胎教

▶ （一）胎儿能听到声音吗

国内有学者对声音能否传到孕妇的子宫内曾做过研究，结果表明：低于 1000 赫兹的声波衰减不大，容易透入腹中。部分实验与 B 超探查同步进行，当体外声音

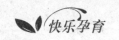

突然停止时，观察到了胎儿胎动的现象，这证实了体外的声音传入了体内，被胎儿所听到并做出了反应。这一研究结果表明，基于声音传导的音乐胎教和语音胎教有可靠的科学依据。

▶ （二）该对胎儿说些什么

孕妇要时时想到胎儿的存在，并经常和胎儿说话，进行情感的沟通。和胎儿说话实际上是在对胎儿进行语言训练。要从内心想着是与胎儿说话，给胎儿讲故事、朗诵诗歌、读歌谣、唱儿歌，教胎儿学习语言和文字，教胎儿学算术和图形。

说话的内容可以交替安排。在与胎儿说话的过程中，准妈妈可以细细体会胎儿的反应，这对促进胎儿的身心发展是很有益的，更有利于母子情感的交流。如果你给胎儿起了乳名，就一直用这个乳名呼唤他。每次与胎儿说话的时间约 2~3 分钟，不要太长，内容要简洁、轻松、愉快、丰富。

▶ （三）怎样给胎儿讲故事

孕妇在给胎儿讲故事时，要精神集中、吐字清晰，表情丰富，声音要轻柔，千万不要高声地喊叫，要注意语气，有声有色，富有感情，这样传递的声调信息才会对胎儿产生感染效果。故事的内容最好短小精悍、轻快和谐、欢乐幽默，不要讲些恐惧、伤感、压抑的故事。在讲故事时，最好找一个舒适的环境。

▶ （四）随时随地做语言胎教

你或许不知道该跟腹中的宝宝说什么，但实际上什么都可以对宝宝说，例如：父母在做什么，天气如何，有什么感想，要到哪儿去等。早晨起床后，可以告诉宝宝："起床了，早上好！今天是晴天，天气真好。"或告诉宝宝"今天刮风了，天上下雨了，飘雪花了"等。在生活中还可以告诉宝宝，天天要洗脸、刷牙，便后要洗手，爸爸要刮胡子，妈妈要梳妆打扮等。准妈妈还可以把自己每天穿的服饰、漂亮的颜色、舒适的布料感觉等讲给胎儿听。对于准妈妈来说，喃喃自语般地将一天中所看到的、听到的和经历的事情讲述给腹中的宝宝听，既是语言胎教中很有意义的常识课内容，又是加深母子感情、培养孩子感受能力和思维能力的基础。

准爸爸也可以参与做语言胎教。准妈妈仰卧或端坐在椅子上，准爸爸把头俯向妻子的腹部，嘴巴离腹壁不能太近也不能太远，约 3～5 厘米为宜。准爸爸同胎儿讲话的内容应是以希望、祝福、要求、关心等内容为主，要切合实际，语句要简练，语调要温和。

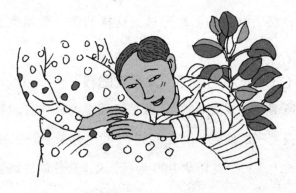

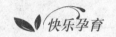

▶ （五）给腹中的胎儿"上课"

怀孕到 30 周时，就可以开始正式给胎儿"上课"了。先以信号提示胎儿，可用手轻压几下胎儿肢体或轻拍胎儿，告诉胎儿"现在开始上课"。

"上课"的内容可以是讲故事、猜谜语，也可以将画册的精彩画面用言语描述出来。虽然胎儿听不懂话的内容，但胎儿能够通过听觉感知父母的声音和语调，感受到来自父母爱的呼唤。"上课"时准父母精神要集中，吐字要清楚，声音要和缓亲切。"上课"的内容不能复杂，可以多次反复。

讲故事是"上课"一项不可缺少的内容。喜欢听故事是孩子的天性，讲故事的方式一种是由准妈妈任意发挥，另一种是找来图文并茂的儿童读物照着讲。故事内容宜短，轻快和谐。准妈妈把腹中的胎儿当成一个大孩子，用亲切的语言将故事的内容传递给胎儿，既要避免高声尖叫，又要防止平淡乏味的念书。

此外，还可以给胎儿朗读一些轻快活泼的儿歌、诗歌、散文以及顺口溜等。父母给腹中的胎儿"上课"，是一种极为有益的胎教形式。这样的课一般每天上 3 次，每次上 5~10 分钟。

▶ （六）充满力量的"父亲式胎教"

所谓"父亲式胎教"，就是每天晚上临睡前，准爸爸抚摸妻子的腹部，对胎儿说："我是你爸爸，宝宝今天又长大了！"对怀孕中的妻子来说，充分体会到了丈夫对自己的爱、对孩子的爱。特别是在妻子不舒服的时候，丈夫更应给予关怀，因为母亲不适时，胎儿也常常不安。在这时丈夫可把手放在妻子的腹部，对胎儿说："宝宝，振作起来！""你一定能战胜任何困难，会变得更加坚强"。这种良好的情绪会进一步传递给腹中的胎儿，让胎儿感受到来自父亲的爱。

▶ **（七）适合朗诵给胎儿听的胎教小歌谣**

1. 宝宝，你早！宝宝，你好！

宝宝、宝宝，你快找找，

是谁在早晨向你问好？

宝宝，你早！宝宝，你好！

宝宝、宝宝，你快找找，

你是妈妈的心肝小宝宝！

2. 红番茄，绿菠菜，

白豆腐，黄鸡蛋。

鸡鸭鱼肉和水果，

饮食营养又可口。

妈妈吃得多，

宝宝长得快。

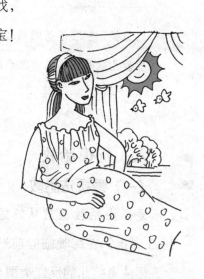

3. 你将来到人间，

你将来到人间，

你是奇妙的小精灵。

我们爱你，

我们盼你，

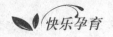
你是可爱的小天使。

我们将尽力呵护你!

你是爸爸妈妈的小宝贝。

4. 嘎嘎嘎,嘎嘎嘎,

嘎嘎嘎嘎嘎嘎嘎,

游来游去真快乐,

幸福的母鸭带小鸭!

5. 越过高山,去追赶太阳,

飞过大海,去追寻彩虹,

亲亲我的宝贝,你就是我的太阳,

你就是我的彩虹!

温馨提示:准爸爸妈妈还可以到书店购买专门的
胎教儿歌等读物或音像产品,朗诵或放给胎儿听。

▶ 六、抚摸胎教

▶ (一)爱抚法胎教

爱抚法胎教通常从妊娠 20 周后开始,预产期前
2~3 周止,在每晚临睡前进行,与胎动出现的时间吻
合,须注意胎儿的反应类型和反应速度。全身放松,呼
吸匀称,心平气和,双手轻轻放在腹部上,从上至下,
从左至右,轻柔、缓慢地抚摸胎儿,感觉好像真的在爱
抚可爱的小宝宝,感到喜悦和幸福,默想或轻轻地说:

"宝宝，妈妈跟你在一起"，"宝宝好舒服、好幸福"，"宝宝好聪明、好可爱"。每次抚摸以 5～10 分钟为宜，抚摸从胎儿头部开始，然后沿背部到臀部至肢体，轻柔有序。抚摸可与数胎动及语言胎教进行结合，这样既实施了围生期的保健，又使父母及胎儿沟通更融洽。

如果胎儿对抚摸的刺激不高兴，就会用力挣脱或者用蹬腿来反应，这时父母应该停止抚摸；如果胎儿受到抚摸后，过了一会儿才以轻轻地蠕动做出反应，这种情况可继续抚摸。

温馨提示：爱的传递在一"触"之间。

▶ （二）"爱抚肚皮胎教法"

国外的研究表明，婴儿如果很少被触摸和爱抚，很容易出现心理疾患，并且生长、发育迟缓。所以，如果从孕期便经常充满爱意地触摸和爱抚胎儿，将能有效促进出生后的婴儿养成良好的性格和迅捷的反应能力。

"爱抚肚皮胎教法"是准爸爸和准妈妈充满爱意的胎教方式。通过轻轻拍抚肚皮或聆听胎心音等亲密动作，达到准爸爸、准妈妈和胎儿三方的互动与情感交流。因为，准爸爸和准妈妈对胎儿的触摸和爱抚，不仅能传达对胎儿的关爱，还能使孕妇本身处在一种身心放松的状态，达到安抚胎儿与舒缓母亲情绪的双重功效。

怀孕第 26 周，胎儿踢脚、翻跟头、扭转身体的动

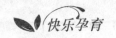

作要明显频繁许多，这时是实施"爱抚肚皮胎教法"的最佳时机。准爸爸和准妈妈可以用手轻轻地、充满爱意地在孕妇腹部做圆形、有韵律的按压和抚摸，边抚摸边与胎儿讲话或唱歌，让胎儿感受到爸爸妈妈的爱。另外，可选一处安静场所，采取一种最舒服的姿势，每天花 5~10 分钟，不听音乐、不说话，集中精力用手的抚摸和胎儿进行独特的情感交流。也可以由准爸爸协助完成这项工作，准妈妈躺在床上，准爸爸对胎儿进行触摸、爱抚，可以让胎儿提前感受到家的温暖。

▶ （三）子宫内的"体育运动"

生命在于运动，运动可以促进胎儿发育得更好，使胎儿成长。当胎儿发育到 16~20 周时，活动能力大增，表现出多种多样的活动形式，如吸吮手、握拳、伸脚、眯眼、吞咽，甚至转身、翻筋斗等，这时，母亲就能感受到胎儿的存在。

对胎儿的运动训练，一般在怀孕 16~26 周内进行。注意手法要轻柔，循序渐进，切不可操之过急。每次时间最多不宜超过 10 分钟。

研究表明，凡是在宫内受过"体育"运动训练的胎儿，出生后翻身、坐立、爬行、走路及跳跃等动作的发育都明显早于一般孩子，他们身体健壮，手脚灵敏，智、体全面发展。因此，"体育"胎教也是一种积极有效的胎教。

▶ （四）胎儿抚摸运动

具体的方法是：孕妇仰卧床上，头部不要垫高，全身放松，双手捧住胎儿，从上到下，从左到右，反复抚摸 10 次后，用食指和中指轻轻抚摸胎儿。如有胎动，则在胎动处轻轻拍打，要注意胎儿的反应类型和反应速度。如果胎儿发应快速而且强烈，这时应马上停止抚摸；如果胎儿受到抚摸后，过一会才以轻轻蠕动的方式做出反应，这种情况表示可以继续，一直持续几分钟后再停止抚摸，可配合语言、音乐的刺激。较为理想的抚摸时间是傍晚胎儿活动频繁时，但有早期子宫收缩现象的孕妇，不可进行抚摸运动。

▶ （五）指按法胎教

在妊娠 16 周以后，有胎动感觉即可实施。每次 3～5 分钟，用食指或中指轻轻触摸胎儿，然后放松。开始时胎儿反应不明显，逐渐与胎儿配合默契后，胎儿就会有明显的反应。如遇到胎儿反应强烈时应停止。34 周后胎儿的头和背已经分清，到那时如胎儿发脾气，母亲可改用爱抚法抚摸胎儿的头部，安抚胎儿，一会胎儿就会安静下来，或用轻轻蠕动来回应。

▶ 七、美学胎教

▶ （一）在胎教中实施美育

美，能陶冶性情、开阔眼界，具有奇妙的魅力。生

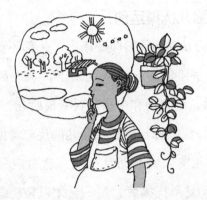

活中处处充满了美，传递美的信息的过程就叫美育。美育是母亲与胎儿交流的重要内容。

胎教中的美育是通过母亲对美的感受来实现的，它包括对胎儿进行音美、色美、形美的信号输入。音美，即音乐胎教，前面已经介绍过；色美，如欣赏绘画、书法、雕塑、戏剧、舞蹈、影视文艺作品等，接受美的艺术熏陶；或去公园及郊外领略大自然的优美风光，如蓝色的大海、苍翠的山峦、灿烂的晚霞、鸟语花香等，并把内心感受传递给腹内的胎儿；形美，是指孕妇应加强自身修养，言行举止大方，着装应色彩明快、得体、舒适，充分体现和享受孕育之美。

▶ （二）学习和感受生活之美

学习美学知识，能提高审美能力，培养审美情趣，净化心灵，陶冶情操，改善情绪，丰富孕期生活，使胎儿能置身于美好的母体内外

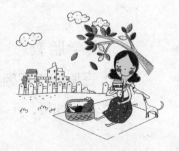

环境中，受到"美"的熏陶。学习的内容包括庭院绿化、家庭布置、宝宝装和孕妇装的设计、烹调、美容护肤等。如：怀孕初期就和丈夫一起种植花草等；在房间贴上美丽、聪慧的婴儿照片；自己设计或缝制宽松、漂亮的孕妇装；利用闲暇时间，给宝宝织毛衣；周末学习烹调新款菜肴，做可口饭菜等。从这些很容易做到的生活琐事中，母子都能感受到生活之美。

▶ （三）孕妇的穿衣打扮也是胎教

孕妇的美自有一番风韵。孕妇的内在美包括高尚的人生理想，良好的道德修养，开朗的性格，优雅的举止。孕妇的外在美包括穿衣打扮和装饰，衣着要体现孕妇本人的气质和高雅的情趣，装饰打扮要恰到好处，款式要对称、平衡、宽大、舒适，色彩要和谐，显得精神焕发，以体现孕妇内在美与外在美的统一。

总之，孕妇应以舒适为美，利索的短发、得体的服装都能使自己精神大振，充分享受孕育之美，使腹内的生命也深受感染，获得愉快的心境。

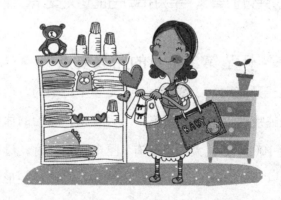

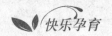
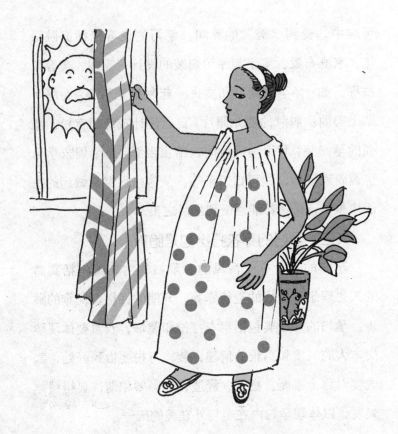

第五章　孕期每月胎教要点

▶ 一、怀孕第 1 个月的胎教要点

从受孕直到第 3 个月为止，是一个特别的时期，胚胎生长速度快得惊人。到第 1 个月月末，胚胎的体积能增长近 10000 倍，大约已经有 1 厘米长。这时，母亲的血液已在小生命的血管中缓缓地流动，心脏已经形成并

开始了工作。第 1 个月，种植在母亲的子宫内膜这块"肥沃的土壤"上的受精卵，需要足够的养料，因此，在怀孕的第 1 个月，即可开始胎教，只不过胎教的内容只是要求孕妇注意营养而已，因为这时期是胎儿各器官形成的阶段，母亲营养好，胎儿自然就会长得好。

受孕当月即怀孕第 1 个月时，因为无明显的妊娠反应，大多数的孕妇尚不知道自己体内已经开始孕育生命，即使经过检查证实，许多孕妇也不会太在意。由于妊娠后孕妇容易情绪不快、精神疲倦、烦躁不安，这时要努力调节好日常生活，并特别需要丈夫或其他家人给以精神上的抚慰。卧室须安静，不要有恐惧害怕的情绪。

总之，这个阶段对胎儿而言非常重要。要切实保护好初期孕育的胚胎，为日后胎儿的正常生长发育开个好头。

▶ 二、怀孕第 2 个月的胎教要点

妊娠呕吐是许多妇女感觉妊娠的第一步。妊娠呕吐不是疾病，而是人体对于怀孕的一种生理反应。怀孕第 2 个月的胎教重点就是要处理好妊娠呕吐问题。

妊娠呕吐情况因人而异，所以，孕妇自己设法克服妊娠呕吐是很重要的。能否忍受妊娠呕吐，心理因素的作用很大。在胎儿的成长过程中，孕妇的心情好坏足以促进或抑制其发育。孕妇的不良情绪会直接传达给体内的小生命。所以，孕妇对自己生理状况的改变要十分留意，若妊娠呕吐的情形很严重，也不要强忍，必须和医

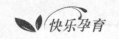

生商量，因为如果妊娠呕吐得非常厉害，有时可能是妊娠异常的预兆，如果不注意，很可能会危及孕妇的健康和胎儿的发育。

为了胎儿的健康成长，母亲要积极克服妊娠呕吐，让胎儿能有一个良好的生长环境。

▶ 三、怀孕第 3 个月的胎教要点

怀孕 3 个月以内，是胎儿对致畸因素十分敏感的时期，这时在精神、饮食、工作、生活等各个方面，孕妇均应特别谨慎，尽力避免不良因素对自己和胎儿的影响。《巢氏病源》中说："妊娠三月名始胎……当此之时，血不流行，形象始化，未有定仪，因感而变。欲子端正庄严，常口谈正言，身行正事……欲子美好，宜佩白玉；欲子贤能，宜看诗书。是谓外象而内感者也。"说的是胎儿在第 3 个月时尚未定型，可因感受外来事物的影响而多有变化，如果希望孩子形体长得端正，禀性严谨端庄，则必须谈正当的言论，做正常合理的事情；若想子女形体与性格美好，则宜佩带白玉；若想子女贤惠聪敏，则宜多看诗书。这是借外物的形象，使胎儿在母体内受到感应而向美好的方向变化的一种方法。

▶ 四、怀孕第 4 个月的胎教要点

怀孕第 4 个月时，胎儿外表和构造逐渐呈人形，长约 18 厘米，头部偏大，内脏等器官越来越接近发育成

形阶段。此时胎儿在羊水中如太空人般自由漂浮，手脚不仅可以做不规则的活动，有时也会用一只手或双手触摸自己的脸，或是头部上下摆动。这一连串的动作，孕妇已经可以感觉到胎动，感觉到自己腹中孕育着真实的小生命。

随着胎儿逐渐长大，此时孕妇的营养越发显得重要，要继续把饮食生活调节好。

在做好"外象内感胎教""亲子胎教"的基础上，随着胎儿活动的幅度与力量越来越大，还有必要增加一些新的胎教内容，如抚摸胎儿、开始训练胎儿的运动功能等。由于这时胎儿已有了精神活动，还可以采取让胎儿听音乐、和胎儿对话等直接的胎教措施。

这个月开始要坚持进行系统的音乐胎教，给孕妇播放舒缓的轻音乐，使孕妇精神安宁。情绪平稳，给胎儿一个美好恬静的成长环境。

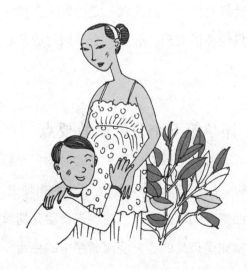

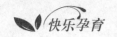

五、怀孕第 5 个月的胎教要点

进入第 5 个月，胎儿的神经系统、感觉系统逐渐发育，对外界传入刺激信号的接受能力大大提高，能从不同的声音中辨识出母亲的声音。这时除了继续前几个月的胎教方式外，还可增加更多的胎教形式和内容。最好是每天听音乐，因为此时多放音乐可使胎儿感到安心，脑发育能得到更多的良性刺激。也可以给宝宝讲故事、念诗歌，但要每天重复同一个故事，念同一首诗，以反复刺激胎儿对声音和语言的感应。

和胎儿做"踢肚游戏"是不错的选择，这种游戏既可提高胎儿的健康灵敏程度，又有利于胎儿的智力发育。

给胎儿讲故事有益于孕妇与胎儿沟通，是进行胎教的有效方法。你可以将长到 5 个月的胎儿想象成是一个能听、能看、会玩、有感觉的小生命，只要你专心地对胎儿讲美好的故事，胎儿就一定会聚精会神地"听"。但是，你只能多讲欢乐、开心、令孕妇与胎儿心情舒畅的故事。

六、怀孕第 6 个月的胎教要点

怀孕 6 个月时是胎教任务最重的时期，年轻的夫妇应有明确的"人父""人母"意识，不失时机地进行胎教。孕妇要倾注博大的母爱，仔细捕捉来自胎儿的每一个信息，以一颗充满母爱的心，浇灌萌芽中的生命，这是最起码的胎教基础。孕妇在怀孕的中期、后期，要仔细体察胎儿发出的信号，关注胎儿的生长，及时将伟大的母爱付诸于实施胎教的行动。

怀孕 6 个月时胎儿大脑已比较发达，并产生了自我意识，渐渐形成了胎儿的个性特征，有了爱、憎、忧、惧、喜、怒等不同情绪，还能很快地对外界刺激做出反应。从此时开始，孕妇应该像对待已出生的婴儿那样对待胎儿，为胎儿唱儿歌，放音乐以及增强胎儿运动训练，提高其运动功能，或者教胎儿学知识等。要考虑给孩子起个乳名经常地去呼唤、对话。父母每当和胎儿对话时，先呼唤他（她）的名字，当胎儿出生后再去呼唤，能回忆起这熟悉的呼唤以后，可产生一种特殊的安全感。

孕妇妊娠中期要适当运动，不仅对将来的生产有帮助，也能有效地改善心情。适量的运动可避免肥胖，使未来的生产过程更为顺利。运动能充分地摄取氧气，通常胎儿是透过脐带来摄取氧气或营养。如果母亲能充分摄取氧气，胎儿的大脑立即会因为充足的氧气而活性化。适度的运动对胎儿非常重要，运动能生育出头脑聪明的孩子。因此，除了继续做音乐胎教外，适量的运动应为这个月的部分胎教内容。孕妇可选择游泳或跳舞等有氧运动方式。游泳前要量血压和脉搏，最好在医生的指导下进行。如果不能游泳，可改用运动量不大的孕妇健身操。至于跳舞，在家放音乐即可进行，只需跟随旋律和节奏较舒缓的舞曲适当活动，应避免激烈的迪斯科等。

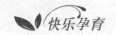
▶ 七、怀孕第 7 个月的胎教要点

怀孕第 7 个月，胎儿感知声音的神经系统已经接近发育完成阶段。7 个月的胎儿已经相当具有个性，不仅能配合音乐活动身体，且会对不同的音乐表示出自己的好恶，对于你的声音、动作及爱抚，也能做出敏锐的反应。

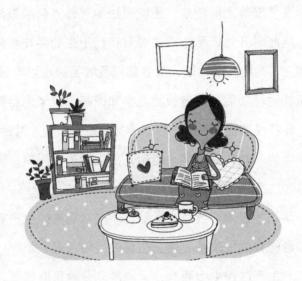

7 个月大的胎儿如果早产出生，只要护理得好，大部分孩子能够存活下来，可见这时胎儿的发育有多么成熟。此时胎儿的神经系统已相当发达，重要的中枢神经系统已基本发育完成，会吞咽、会哭、会喘气、会咂手指头，并且还能在羊水里做 360 度的大转身动作。这时除了要继续如以往那样养胎、护胎与胎教措施外，要求孕妇宜适当活动，使肢体得到锻炼，通过屈伸的动作使血气运行流畅，居住的场所也宜干燥一些，饮食上要尽量避免过量食用寒凉的食物。

此外，别忘了继续通过抚摸与宝宝沟通，定期实施精神松弛练习，写胎教日记等重要的胎教功课，用充满爱意的积极态度与胎儿沟通。

▶ 八、怀孕第8个月的胎教要点

胎儿在8个月时已经成长到可以诞生的阶段。听觉在此阶段已经完成，不仅可以分辨母亲子宫内血流声，对其他的声音也有反应。在妊娠30周左右，可以测出大脑的脑波，表示胎儿此时已有意识存在。从超声波的画面上，可以看出当父亲和母亲在交谈时，胎儿的行动会有明显的变化，因此判断胎儿可以听见声音。

8个月的胎儿已经相当大了。他（她）的肌肉已长成，双腿踢动强而有力，活动自如，反应灵敏，逐渐能辨析不同的声音及外在环境。这个阶段孕妇可以感觉到强烈的胎动。

这个时候，你已经可以和8个月大的胎儿玩游戏，可以慈爱地抚摸或轻拍胎儿，以引发他（她）的意识反应。要注意多与胎儿轻声说话，语气要和蔼温柔，让宝宝感受到母爱，以建立牢固的亲子关系。

▶ 九、怀孕第9个月的胎教要点

这时已接近整个妊娠的尾声，面临孕育过程的最后"冲刺"，孕妇在做好胎教的同时，要积极进行分娩前准

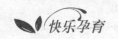

备。要特别注意精神因素对妊娠的影响，尤其是那些高危孕妇，往往忧虑胎儿是否健康，能否顺利分娩。如果情绪高度紧张，容易导致心理上的失衡，甚至使整个养胎、护胎与胎教的过程功亏一篑。因此要求孕妇保持乐观的精神状态，全身心地期盼着与小宝宝见面。

母亲这个月一定要防止便秘，做好生产的准备。

▶ 十、怀孕第 10 个月的胎教要点

到了怀孕第 10 个月，万事俱备，只等待"一朝分娩"了。胎儿马上就要降临，这是多么令人喜悦、使人振奋的事情啊！

随着产期的临近，孕妇心理也越发不安，有许多忧虑。孕妇要努力用爱帮助胎儿诞生，要了解婴儿是如何通过产道诞生出来的，要认真练习呼吸法和练习放松。这个月的胎教，可以多和胎儿说话，告诉他（她）要好好与妈妈配合，乖乖地诞生。因为此时胎儿的头会进入骨盆中，所以活动量会减少。这个阶段，母体会通过胎盘，将各种疾病的免疫能力传送给胎儿。

这时孕妇应该知道，只要胎儿在没有降生以前，你肩负的养胎、护胎与胎教的任务就还没有完成，一定要精神饱满、全身心投入地站好养胎、护胎与胎教的最后一班岗。

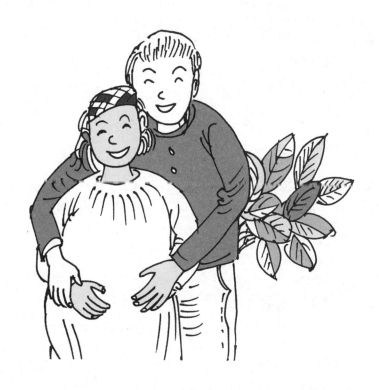

第六章 胎教温馨提示

▶ 一、要重视孕期检查

主动接受孕期检查，能及早帮助孕妇正确认识妊娠和分娩，消除顾虑，确定分娩的方式和地点。

在初诊后至 27 周期间，每 4 周检查 1 次，28 周后每两周检查 1 次，到了 36 周后则为每周 1 次。

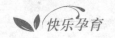

▶ 二、孕期一定要慎用药物

孕期用药应该谨慎，随便用药不利于胎儿发育，请在医生指导下用药。即使是中药也不一定安全，是药三分毒。

▶ 三、患有疾病时暂时不宜怀孕

要想生育健康的孩子，切记要选择好时机，任何一方患病都不利于孕育新生命。

▶ 四、病毒感染后千万要警惕

你知道吗?"病毒"是致畸的重要因素，千万别大意!应避免传染病对胎儿的影响。孕早期是胎儿受疾病影响最敏感的时期，"三早"帮助你，即：早发现、早诊断、早治疗。

▶ 五、孕前孕后一定要戒酒、戒烟

为了孕育新生命，一定要远离酒，一定要戒烟。还没出生的宝宝说：爸爸、妈妈，我不想还没与你们见面就成为烟民。

▶ 六、孕期禁用温补之品

为了生育健康孩子，不要在孕期服温补药品。

七、孕期慎用化妆品、勿染烫头发

孕期不化妆也美丽，美在内在，化妆品危害胎儿。染发剂美了头发，只是外表，为了孩子还是慎重点好。

八、孕妇应远离噪声和电磁辐射

噪声已被证实是一种污染。电脑给现代生活增添了生活乐趣，但会产生低频度电磁辐射，建议孕早期少接触。

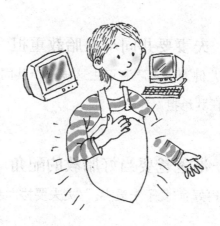

九、孕期运动的禁忌

妊娠的早期和晚期，应避免剧烈运动，宜选择轻柔平稳的动作。整个孕期，要避免做挤压和震动腹部的运动；要避免仰卧位运动，使血流受阻；避免迅速改变体位的运动和动作；避免做平衡难度大的动作；妊娠期韧带松弛，应避免做关节紧张的动作，特别防止损伤腰部；运动时要戴合适的乳罩；不要空腹运动。

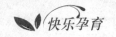

▶ 十、警惕和防止胎儿缺氧

缺氧会导致胎儿生长发育迟缓、胎死腹中、新生儿染疾、儿童智力低下甚至夭折。

▶ 十一、劳逸结合

中医认为妇女怀孕期间：不可太逸，逸则气滞；不可过劳，劳则气衰；五月以前宜逸，五月以后宜劳。

胎儿胎教要适度，否则容易事与愿违。

▶ 十二、夫妻要共同承担胎教重担

为了婴儿健康安全顺利诞生这样一个共同的目标，夫妻俩要责任共承担。

▶ 十三、准爸爸要当好胎教的配角

常言说得好："爱子先爱妻。"丈夫要协助妻子做好胎教。

▶ 十四、胎教日记应记的内容

胎教日记，作为孩子未出生的礼品，可以包括这些内容：准妈妈的最后一次的月经日期、妊娠反应的开始和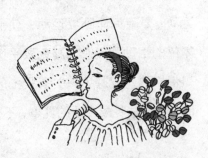

消失、第一次胎动的日期、妊娠早期检查的情况、孕期中患的疾病、孕期用过的药物、胎教情况、阴道有无流血情况、有无接触过 X 射线和其他放射性物质或有毒的物质等。

其他还包括准妈妈的生活习惯、工作情况的变化、外出旅行、外伤、重大的精神创伤、重要疾病及特殊检查结果等。

▶　十五、不可忽视家庭其他成员在胎教中的作用

不管是爷爷、奶奶，还是外公、外婆，都要乐为胎教做贡献，责任共分担。

▶　十六、孕期要做好家庭自我监护

孕期家庭自我监护，了解胎儿的生长情况，乐在其中。

▶　十七、克服产前焦虑，坦然面对分娩

十月怀胎，一朝分娩。妈妈别着急，很快就可以见到宝宝啦！

▶　十八、及时开始早期教育

胎儿离开母体独立生活，胎教时期即告完成，此时，也是早期教育衔接即将开始之时。

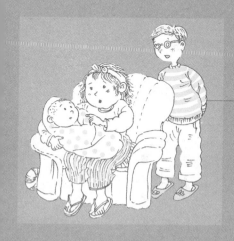

第三篇　育儿

经过漫长的等待和无限的期盼，十月怀胎的宝宝终于出世了！

宝宝的第一声啼哭是最美妙的音乐，爸爸妈妈的喜悦之情溢于言表。但随着宝宝的呱呱坠地，爸爸妈妈的脑海中就充满了各种各样哺育宝宝的计划，怎样培养出一个既健康又优秀的宝宝，怎样在宝宝成长的过程中愉快地享受着做父母的快乐呢？

现在就请你与我们一起快乐育儿，享受做父母的快乐！

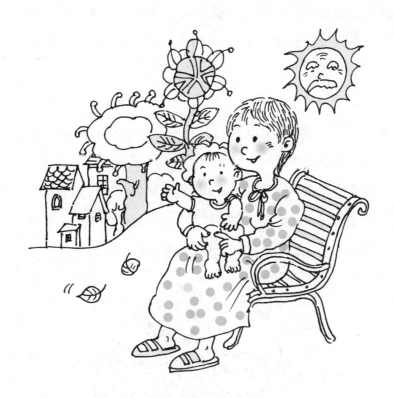

第一章　人生的起点——新生儿期

从出生后脐带结扎起至28天，称为新生儿期。这一时期宝宝脱离母体开始独立生活。

如果宝宝在出生时体重超过2500克（一般平均体重3000克左右），皮肤红润，富有弹性，哭声响亮，手脚灵活自如，恭喜您，你的宝宝是一个健康的新生

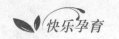

儿。但由于新生儿的组织器官发育尚不成熟，当面对骤然巨变的生活环境和方式时，他们需要得到合理的护理和喂养。

▶ 一、新生儿的特征

宝宝出生后，年轻的爸爸妈妈会发现，宝宝头皮、颜面会有些浮肿，特别以眼睑浮肿者为多，妈妈不必担心这些情况，新生儿宝宝颜面浮肿的现象一般在一周内即可消失，宝宝会变得越来越漂亮可爱。

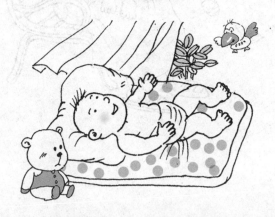

一周内的新生儿宝宝一天 90% 的时间处于睡眠状态，觉醒时间总共才 2～3 小时。在饥饿时，他们会用哭声和伸手踢腿来表示抗议，这时候就要及时哺乳了。

▶ 二、健康新生儿的标准

出生后先啼哭数声，然后开始用肺呼吸。头两周每分钟呼吸次数应为 40～50 次。脉搏每分钟 120～140 次。正常体重为 3500 克左右，低于 2500 克属于低出生体重儿。

体温（腋温）36℃～37℃为正常。如不注意保暖，体温会降低到36℃以下。

有觅食、吸吮、吞咽及拥抱等反射。照射光可引起眼的反射。

新生儿一般在出生后24小时以内排小便和大便。大便呈黑绿色，黏稠状，无气味。喂奶后逐渐转为黄色（金黄色或浅黄色）。如超过24小时排尿或第一周内每天排尿达30次以上，则为异常。

多数新生儿出生后2～3天皮肤轻微发黄，两周后恢复正常。若在出生后随即出现黄疸、黄疸持续不退、或程度加深则为病态。

出生后3～7天听觉逐渐增强，听见响声可引起眨眼等动作。

温馨提示：健康新生儿在觉醒时，听节奏较慢的抒情音乐2次，每次20分钟；床头挂红色气球，以刺激其视觉、听觉的发育。

▶ 三、新生儿的啼哭

新生儿出生后第一声啼哭是肺已张开的表示，哭声应该是清脆的、洪亮的。经过几分钟的啼哭，新生儿全身红润，四肢肌张力增高，活动增多，伸手踢腿，显得

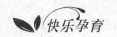

十分有活力。

新生儿如果不哭或哭声少是病态的表现，需到医院诊治。

▶ 四、新生儿的原始生理反射

刚出生的宝宝具有一些先天性反射，如觅食、吸吮、吞咽、拥抱、握持等反射，以及对强光、寒冷、疼痛的反应。

拥抱反射是衡量婴儿大脑发育正常与否的一种标准。在婴儿熟睡时，突然将盖在身上的被子掀开，婴儿就会受惊而将双手猛地往上一举；或在婴儿熟睡时往其脸上吹口气，也会有同样反应，这种反应就叫做拥抱反射。拥抱反射应于新生儿2～4个月时消失。

握持反射。用手指或小木棒碰新生儿小手掌时，他（她）就会紧紧抓住碰他（她）的东西，且抓得很紧，以至于可以把他（她）的身体吊起来。握持反射在一定程度上反映出屈肌强有力的活动，这种反射在宝宝出生后3～4个月左右消失，如果继续存在则将妨碍手指的精细动作发育。

另外，用手指触婴儿小脚底板，小脚会产生抽动或往里缩的反射，一般2岁内会消失。

新生儿还具有觅食反射、吸吮反射。当用手指轻触新生儿的面颊，他（她）会把头转向手指并把口张开，这种动作称为觅食反射。放点东西进新生儿口中或者按压齿龈后面的上腭部位，新生儿就会开始吸吮，这种现象称为吸吮反射。

这些反射，都是新生儿正常的反射。

▶ 五、没有什么比母乳喂养新生儿更好

许多年轻的妈妈担心自己的身材变形，不给宝宝吃母乳，这是错误的，没有什么比母乳喂养宝宝更好。母乳中所含的营养成分及免疫蛋白和免疫细胞等，是其他代乳品无法替代的，所以我们建议你尽量用母乳喂养宝宝，因为你的宝宝会因此更健康。

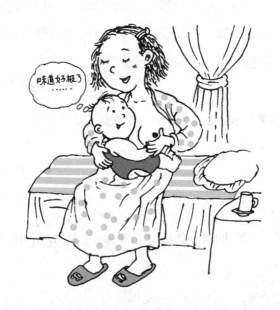

母乳具体有什么优点呢？

母乳中脂肪酸比例适宜，宝宝不易引发脂肪性消化不良。

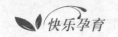

母乳中天然乳糖含量丰富，比例适当，并抑制大肠埃希菌的生长，可降低宝宝腹泻的机率。

母乳中含有牛磺酸，而牛磺酸对新生儿神经系统的功能、智力发育、视力保护和胆汁代谢等具有重要意义。

母乳中维生素充足，且温度适宜、新鲜，可随时喂哺，极少污染。

母乳中含有丰富的免疫细胞和免疫蛋白，具有抗呼吸道和肠道疾病的作用。

母乳具有抗过敏的作用，母乳喂养宝宝极少会有过敏反应。

另外，母乳喂养可增进母亲与宝宝的情感交流。母爱对婴儿的健康成长和在未来的精神、性格的发育方面都会有重要影响。

温馨提示：母乳是自古以来最好的、最容易得到的婴儿食物。

▶ 六、妈妈的快乐心情是母乳充足的重要条件

来奶需一些时间，妈妈一定要耐心等待。妈妈的快乐心情是母乳充足的重要条件，妈妈紧张焦虑的情绪会阻碍排乳反射，推迟来奶。所以妈妈要以愉悦的心情来拥抱和抚摸宝宝，并通过目光和肌肤接触，来增进情感

交流，促进下奶和宝宝情绪安定。

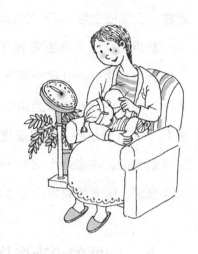

从乳汁的生成和分泌过程看，健康顺产的母亲自然分娩后半小时内就可以喂奶。新生儿如不及时补充能量，出生后 2~4 小时血糖就明显下降，从而可能影响新生儿的智力发育，因此要提倡早喂奶。

分娩后头几天所谓"空乳房"并不意味乳房内一点奶也没有，恰恰是有着营养和免疫价值极高的初乳。宝宝是伴着水、葡萄糖和脂肪储存而诞生的，头几天的初乳完全能满足宝宝需求。

让宝宝尽早频繁吸吮，有助于尽早下奶，还能够促进妈妈的子宫收缩，减少出血，促进母体恢复。宝宝早吸吮乳汁，还能够促进胎粪排出。

新生儿生活往往缺乏规律性，妈妈应尽量地与宝宝同步休息，这样也有助于消除疲劳和下奶。

▶ 七、新生儿的营养补充

出生头几天的新生儿宝宝，体重会有些下降，但这是正常生理现象，只要坚持频繁吸吮母乳，体重会很快恢复，但体重下降幅度不应超过出生时体重的10%。

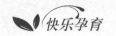

通常，宝宝出生后 10 天左右体重恢复至出生时重量。

新生儿往往会维生素 K 不足，出生后医生（护士）会为新生儿注射一针维生素 K。在新生儿出生后的 3 个月内，都要注意补充适量维生素 K。新生儿也会有维生素 D 不足，出生后 2 周即需适量服用鱼肝油。新生儿还应多晒太阳，注意晒太阳时不能隔着玻璃窗，也不要长时间暴晒，哺乳的妈妈也要多晒太阳。

▶ 八、哺乳的正确姿势与步骤

推荐坐姿喂奶方式，但以母亲舒适，全身放松为宜。

宝宝的小嘴应该含住乳头和乳晕（乳头周围深色部分）的大部分，这样乳头不易被吮破。

每次喂奶前，要用干净纱布清洗乳头，喂后挤一滴奶涂在乳头上，在空气中晾干，以保护乳头。两侧乳房轮流喂，让宝宝吸尽一侧再吸另一侧，不要只喂一侧；第二次喂奶时以上一次后喂的那一侧开始喂，每侧乳房大约让宝宝吸吮 15 分钟。

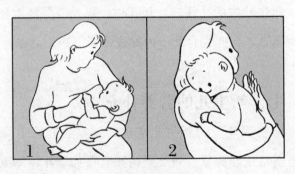

正确的喂奶姿势

哺乳后，不要用力拉出乳头，可用干净的手指轻轻按压宝宝嘴角或下巴，使外界空气稍稍进入口腔，宝宝的嘴就会自然松开乳头。

▶ 九、让母乳分泌充足的方法

（一）让母乳分泌充足应从以下两方面注意

婴儿方面：及早吸吮乳汁；增多吸吮次数，每天至少吸吮 8 次以上。

母亲方面：摄取丰富的营养，注意休息，精神愉快，避免进食刺激性强的食物，不饮酒。

（二）妈妈们可选择以下催奶食物

1. 花生通草粥。

花生米 50 克、通草 8 克、王不留行 14 克、大米 50 克。先将王不留行熬水去渣留汁，与捣烂的花生米及大米共煮成粥，待粥煮稠后，加入适量红糖即可。该粥可健脾开胃、补血、通乳、通便。

2. 猪蹄通草汤。

猪蹄两只、通草 15 克。加水 1500 毫升，煮烂后吃肉喝汤，每日 2 剂，连服 3~5 日，可通乳、活血、强身。

3. 芝麻猪蹄汤。

黑芝麻 250 克炒熟研末，用猪蹄汤送服。

4. 鲜虾汤。

新鲜大虾 100 克，剪去须足，加通草 6 克煮汤，加黄酒 20 毫升，吃虾喝汤。

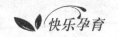

▶ 十、如何喂养早产儿

早产儿指胎龄 28 周至未满 37 周（196～259 天）出生的新生儿，一般体重少于 2500 克，身长低于 45 厘米的新生儿。

目前主张对早产儿应尽早喂养，出生 2 小时即可，从微量逐步增加到足量。

第一次经口喂白开水，如吸吮吞咽顺利，无呕吐、呛咳，可以开始喂母乳或者 1/2 早产儿配方奶，逐渐过渡到全奶。

早产儿更应该注重生母母乳喂养，因早产儿的母乳（特别是初乳）较足月儿母乳的蛋白质含量高，乳糖低，脂肪低，矿物质中钠、锌含量高，免疫活性物质多，牛磺酸和多不饱和脂肪酸更丰富，正适合快速生长和需要保护的早产儿所需，如母乳不足，则应选用早产儿配方奶。

温馨提示：早产儿如有吸吮、吞咽、呼吸动作不协调、胃排空延迟等状况，需住院鼻饲喂养。

▶ 十一、怎样喂养双胞胎

随着一高一低两声清脆的啼声，你幸福地成为了两个孩子的母亲，惊喜过后，你是否担心乳汁不够他们吃？

不用担心，大多数母亲都有足够的乳汁喂养双胞胎，这是因为乳房是一个很有活力的器官，婴儿吸吮得越勤，乳房受到良好刺激越多，乳汁分泌也越多。一般认为，新生儿期乳母乳汁分泌量为 500 毫升／天，

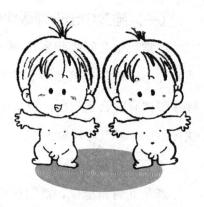

6 周时可增至 700 毫升／天，3 个月时可增加到 800 毫升／天，而到 7 个月时则可分泌 1500 毫升／天。如果双胞胎吸吮则每日泌乳可增至 2500 毫升／天，因此，双胞胎妈妈不用担心日常双胞胎的喂养。

由于同时喂养两个孩子会有许多困难，有很多母亲放弃母乳喂养，这很可惜！两个孩子可轮换着喂，只需要母亲加强营养的补充，同时注意休息好，保持精力旺盛就可以。

温馨提示：若奶水不足，要及时添加配方奶。

▶ 十二、哪些状态是新生儿的非疾病状态

新生儿会出现许多"非正常"状态，年轻的父母不知道哪些是病态，有时会非常紧张，跑去医院看医生，到头来虚惊一场。那么，哪些状态是新生儿的非疾病状态呢？

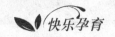

▶ （一）睡梦中出现呼吸快慢不均、屏气等现象

正常新生儿呼吸频率是 40~50 次／分，由于新生儿胸腔小，气体交换量少，中枢神经系统发育不成熟，呼吸节律有时会不规则，特别是在睡梦中，会出现呼吸快慢不均、屏气等现象。

▶ （二）打嗝、溢乳

新生儿胃呈横位，贲门括约肌不发达而幽门括约肌发达，尤其是吸吮急、喂奶后未排气及剧烈哭闹情况下易打嗝、溢乳。

▶ （三）鼻塞、打喷嚏

因为婴儿鼻黏膜发达，毛细血管扩张且鼻道狭窄，婴儿在洗澡、换尿布等情况下受了凉易鼻塞、打喷嚏。父母要为婴儿及时清理鼻道。

▶ （四）手心、脚心易出汗，睡觉时头部也微微出汗

新生儿中枢神经系统发育尚未完善，当周围环境温度较高时，婴儿会通过皮肤蒸发和出汗来散热。所以，妈妈们要注意居室的温度及空气流通，给婴儿补充足够的水分。

▶ （五）头发稀少

初生婴儿的头发质量与妈妈孕期营养有极大关系，稍大与家族遗传有密切关系。

▶ （六）乳腺肿胀

不论男婴、女婴，新生儿出生 3~5 天后，都会出

现乳腺肿胀现象。触之有蚕豆大或山楂大小的硬结，轻轻挤压可有乳汁，这是由于受母体雌激素影响的现象，一般2～3周可自然消退，千万不要挤压。

▶ （七）女婴阴道流血

极少数女婴出生1周左右，阴道中会流出少量血样黏液，医学上叫假月经，属正常生理现象，不必担心，无需治疗，只要保持女婴外阴部的清洁就可以。

温馨提示：奶后拍背方法。竖抱宝宝，轻拍背部约5～10分钟，待打嗝后再放下，右侧卧。

▶ 十三、怎样用奶瓶喂养新生儿

如果母亲无母乳或母乳不足，可给予牛奶喂养。在用奶瓶给宝宝喂奶之前，须先洗净双手，取出消毒好的奶瓶、奶嘴，将调好的奶倒入奶瓶，拧紧瓶盖。将奶瓶倾斜，滴几滴奶液在手背上，试试温度，感觉不烫即可。奶液滴落的速度以不急不慢为宜。注意宝宝吸吮的情况，如果吞咽过急，可能奶嘴孔过大，如果宝宝吸奶很费力，吸了半天奶量也未见减少多少，就可能是奶嘴孔过小。

奶瓶要准备4～5个，分别用于喂水、喂奶用。奶瓶应能耐受煮沸消毒的高热，需每日消毒1次（煮沸10分钟），另备小瓶刷1个，奶喂完后应立即用清水及小

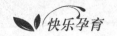

瓶刷将奶瓶洗刷干净。

温馨提示：配奶时注意奶嘴不要随意放置，应竖直向上，保持奶嘴清洁。

十四、奶嘴的正确开口方式

距离奶嘴原点两侧，与轴线呈 45 度扎两个小孔，不能在中心垂直扎，以避免宝宝呛奶。

把针烧红，在空气中降温，然后扎眼，每扎一次，小孔开大一点，不要温度过高，以防针孔过大。

奶嘴开口方式：

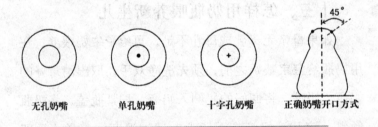

无孔奶嘴　　　　单孔奶嘴　　　　十字孔奶嘴　　　正确奶嘴开口方式

温馨提示：随着年龄增大，奶嘴口要逐渐扩大。

十五、必须给新生儿喂水

新生儿每天需要大量的水分，每次喂水量为：出生第一周每天 30 毫升；第二周每天 45 毫升（差不多是奶量的 1/2）。夏天应适当增加水量。感冒、发烧及呕吐

或腹泻脱水时更应频繁饮
水。母乳可提供充足的水
分满足婴儿对水的需求，
所以纯母乳喂养的宝宝通
常不须另外喂水。

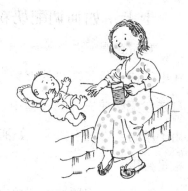

温馨提示：饮水在两次喂奶之间，量不要超过奶量。

▶ 十六、人工喂养奶粉的选择

在选购品牌时不要轻信广告，高价格并不等于高质量，不要贪贵求洋，国内著名大企业生产的配方奶粉也可以是你的最佳选择。在选购时要看清包装上标示的奶粉类别，要选择与宝宝年龄相符的奶粉，并看清生产日期及保质期，选择离生产日期近、距保质期的截止日期远的奶粉为最佳。注意包装标示上是否明确标有营养成分、营养分析、制造日期、保存期限、使用方法等，并注意钙、磷比值是否符合 2∶1 的标准。

温馨提示：买奶粉要尽量选择品质有保障的品牌。

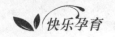
▶ 十七、如何调配奶粉

奶粉在调配时，关键的问题是不能受到污染，奶粉在出厂前进行了严格的灭菌处理，所以奶粉中无细菌。母亲在配奶前应剪掉长指甲，用肥皂、自来水洗净手，用干净的毛巾把手擦干，奶瓶、奶嘴消毒后放置在消毒柜里待用。

配奶时一定要按配制规定量先在奶瓶中加入温热开水，再用奶粉罐中的小匙量好奶粉加进去，充分摇匀溶解奶粉，待奶汁冷却到滴在手腕内侧或手背不烫为宜，再喂宝宝。千万不能用刚煮沸的开水，否则容易损害奶粉营养。

温馨提示：配奶时要提前准备适度的温开水。

▶ 十八、怎样给新生儿洗浴、穿衣、包襁褓

宝宝呱呱坠地后，初为人父母的年轻爸爸妈妈，既兴奋又惶恐，面对这么柔嫩的身体，洗浴穿衣不知如何下手。

给宝宝洗浴，室温以 26℃～28℃ 为宜，调节好水温 38℃（夏季）～42℃（冬季），先放冷水，后放热水。洗浴时将宝宝的头枕在你的左前臂上，用左手抓住宝宝的左肩，右手持纱布，蘸水后轻轻擦拭宝宝体表。沐浴

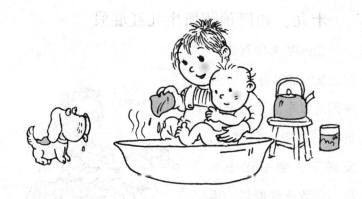

的顺序是从上到下，最后清洁臀部。洗完后迅速将全身拭干，夏季在皮肤皱褶潮湿处扑以爽身粉。洗浴时注意动作轻柔，防止宝宝受风寒。

新生宝宝衣着要适宜，衣服应柔软、宽松，容易穿换，不用纽扣、松紧带。

尿布也要柔软而且吸水性强，尿布外不可加用塑料或橡皮包裹。

为防止变成O形腿，一些家长在包扎宝宝时，把宝宝绑得紧紧的，这反倒会造成发育的畸形。应以自然舒适为宜，利于宝宝健康成长。

所谓的O形腿和X形腿，主要是由缺钙引起。母亲饮食丰富，营养均衡，母乳中钙含量高，一般不会出现O形或X形腿。

温馨提示：宝宝的贴身衣服一定要纯棉的。

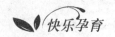
▶ 十九、如何预防新生儿红屁股

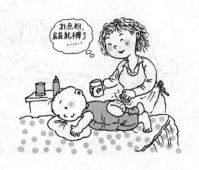

在医学上称新生儿红屁股为"尿布疹"。其原因是尿布湿了未及时更换，刺激皮肤发红，发展下去会引起小水疱，导致皮肤糜烂。因此，每次便后要及时更换尿布，并立即用温度适中的清水给宝宝清洗屁股，然后涂上护臀霜，防止"尿布疹"的发生。

温馨提示：如果发生"尿布疹"可外用湿疹膏、鞣酸软膏等。

▶ 二十、新生儿黄疸是怎么回事

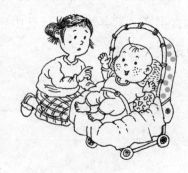

出生2~3天后妈妈发现宝宝白嫩的皮肤发黄了，这是宝宝出现黄疸了。黄疸是新生儿期一种常见的临床症状。大多数新生儿出现

生理性黄疸，不需特殊处理，但出现下列情况之一者，应视为病理性黄疸：

（一）黄疸出现过早：新生儿在出生后 24 小时以内出现黄疸。

（二）血清胆红素较重（医院测定）。

（三）黄疸持续时间过长（足月儿超过 2 周以上，早产儿超过 3 周），或黄疸退后再出现者。

（四）黄疸伴有其他临床症状。

病理性黄疸严重时可引发胆红素脑病，导致新生儿神经系统受损，影响新生儿智力发育，是严重威胁新生儿健康的"隐形杀手"，需及时到医院诊治。

温馨提示：千万不要用中草药水洗皮肤等退黄疸的土方法，以免耽误病情。

▶ 二十一、"马牙子"与"螳螂嘴"

所谓"马牙子"是指宝宝出生后，口腔上腭中线两旁或牙龈边缘可见散在的黄白色小点，米粒大小，俗称"马牙子"，一般会自行吸收消失，不需要处理。

新生儿的两颊有坚厚的脂肪层，称为颊脂体，俗称"螳螂嘴"，它的存在有助于婴儿吸吮，但有些民间认为它会影响宝宝吃奶，而流传刮"螳螂嘴"的土方法是完全不对的，这往往会导致出血、感染，甚至败血症，必

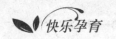

须制止。

温馨提示："马牙子"和"螳螂嘴"是新生儿常见的正常现象。

▶ 二十二、不要为新生儿绿黑色的大便担心

有的宝宝大便呈淡绿色，家长不必惊慌，可能是以下原因造成：

（一）乳类中含有较丰富的铁，未能完全吸收，从大便中排出，使大便呈绿色。

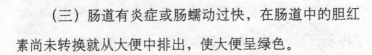

（二）有的乳类中优质脂肪容易消化，在此过程中消耗胆汁较少，多余的胆汁则从大便中排出，使大便呈绿色。

（三）肠道有炎症或肠蠕动过快，在肠道中的胆红素尚未转换就从大便中排出，使大便呈绿色。

温馨提示：新生儿大便先黑，后绿，最后才变黄。

▶ 二十三、新生儿出生就有牙是福还是祸

有些宝宝会带着一两颗牙来到世上，一般是长出下门齿，这也是一种生理现象，与祸福无关，但宝宝吸吮乳汁时多半会咬疼妈妈的奶头。

这种过早长出来的牙齿有两种，一种是真正的乳牙，一种是多余的牙。真正的乳牙牙根很深，而多余的牙是歪斜而且活动的。妈妈要请牙科医生鉴别，如果是多余、活动的牙，最好拔掉。

▶ 二十四、新生儿打嗝是怎么回事

新生儿打嗝多由三方面原因引起：

一是护理不当，外感风寒，寒热之气逆而不顺，俗话说是"喝了冷风"而诱发打嗝。

二是乳食不当，若乳食不节制，或过食生冷奶水诱发打嗝。

三是进食过急或惊哭之后进食，一时哽噎也可诱发打嗝。

新生儿打嗝多为良性自限性打嗝，没有成人那种难受感，"打"一会儿就会好，但是，对于新生儿打嗝也应该以预防为主。

要保持正确的姿势、体位让宝宝吃奶，啼哭时不宜让宝宝进食。母乳很充足时，妈妈要避免乳汁流得过快；人工喂养的新生儿，吸吮时也要避免急、快、冰、烫等现象，要少吞慢咽。

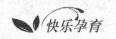

温馨提示：大人夜间轮流照看新生儿。家中常备体温计，定时给宝宝测体温。

▶ 二十五、怎样预防新生儿发生意外

对新生儿照顾不周、护理不当，会造成这样或那样的意外伤害，如烫伤、摔伤、一氧化碳中毒、窒息、动物咬伤、自己抓伤等。但只要稍加注意，是完全可以避免的。

防止烫伤：新生儿发生意外，最常见的是烫伤。比如冬季室温过低，有些家长常使用热水瓶或热水袋给宝宝保暖，这些物品切忌直接接触宝宝皮肤，水过烫或塞子不紧了、漏水等都易烫伤宝宝。给宝宝洗澡时，水温要合适，洗澡中途加热水时，应先抱出宝宝，加入热水，调好温度后再给宝宝洗。

防止窒息：有些家长生怕宝宝着凉，将宝宝捂得严严实实，但千万要给宝宝口鼻留下空间，避免窒息。宝宝睡着时，也要注意宝宝的嘴巴、鼻子，不要被被子压住。

防止外伤：有婴幼儿的家中最好不要养小动物，小动物有可能抓伤、咬伤宝宝。为防止宝宝自己抓破皮肤，要注意给宝宝剪指甲，也可以给宝宝戴上小手套，但要注意手套的松紧程度。

防止过冷、过热：保暖过度，会影响散热，导致发热。保暖不够，会发生因为寒冷引起的综合征。

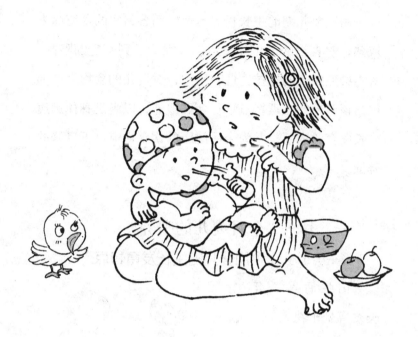

第二章　快乐成长的婴儿期

宝宝"满月"了！宝宝从新生儿进入了婴儿期。

一般而言，1～12个月被称为婴儿期。此期主要的特点是体格上急剧发育，生理功能逐渐变得相对独立与成熟，是人一生中身心健康成长的重要时期。婴儿期内良好的营养是一生中体格和智力发育的基础，而且也可

227

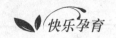
以减少成人期某些疾病。

由于婴儿期的生长极为迅速，而各器官的发育尚未成熟，对食物的消化及废物的排泄均受到一定的限制，对感染性疾病的抵抗力低，因此，对婴儿的食物供给要根据该时期的生理特点进行合理喂养，以满足身体迅速生长发育的需要，并为今后健康的饮食习惯打下良好的基础。

▶ 一、1～3个月婴儿的喂养

▶ （一）1～3个月婴儿的生长发育特点

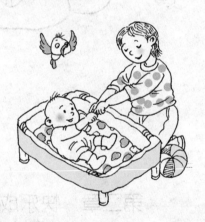

出生后第一年生长发育处于快速期，尤以出生后3个月更为明显，就体重来说，出生后3个月内的宝宝每周体重约增加200～250克，到3个月时，其体重为初生时的两倍。卧位时头可以抬起，喉中可以发出咿咿呀呀的声音。

此时的宝宝由于生长发育快，对各种营养素的要求比较高，供应不足时易造成营养不良，发育迟缓，而他们的消化和吸收功能却没有发育完善，喂养不当又易引起消化不良。

温馨提示：2~3个月的宝宝可以注视人的脸，对
声音刺激有反应，有时会露出可爱的笑容。

▶ （二）如何用母乳喂养1~3个月的婴儿

如果母乳充足，1~3个月将是宝宝度过的非常平
和的时期，丰富的母乳容易满足宝宝的需要。

食量大的宝宝3小时喂一次也不够，食量小的4小
时喂一次也够，喂奶的时间因宝宝情况而定，但要注意
宝宝体重每天需增加30~50克，排大便1~2次，小便
6次以上。

如果宝宝5天内体重不增加100克，说明奶量摄入
不够，需要及时查找"母乳不足"的原因。

喂奶前，妈妈要洗手，用凉开水洗奶头。

温馨提示：要定时喂奶，每一次尽量喂饱。

▶ （三）如何人工喂养1~3个月的婴儿

母亲没有母乳或者不能喂母乳，就只能够人工喂养
宝宝了。

人工喂养的宝宝，出生1个月内每天应喂奶8次，
每次奶量约为60毫升；1~2个月应每天喂奶7次，每
次奶量约为90毫升；2~4个月应每天喂奶6次，每次
奶量约为120毫升；4~6个月应每天喂奶6次，每次

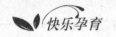

奶量约为 150 毫升；全天奶的总量不宜超过 1000 毫升。

2～3 个月的宝宝，可加菜汁和水果汁。苹果、橘子可榨成汁直接服用，以补充维生素 C。还可用胡萝卜、菠菜、苋菜等煮水服用。这些均在两次喂奶之间喂食，4 个月以后应加蛋黄。

温馨提示：选择优质配方奶，一次喂完，不能喂剩奶。

▶ （四）如何混合喂养1～3个月的婴儿

如果母乳不足或母亲因上班等原因不能按时给宝宝喂母乳，就需要加其他代乳食物如牛奶、奶粉，使婴儿吃饱，维持正常的生长发育，称为混合喂养。

混合喂养时先喂母乳后加配方奶，或两次母乳之间加一次配方奶。

应该严格按照奶粉包装上的说明为宝宝调制奶液，不要随意改变奶的浓度。

温馨提示：需上班的妈妈可以白天喂配方奶，夜间喂母乳。

▶ （五）乳母营养要均衡

为了保证母亲健康，使其乳汁分泌的量多，营养成分好，乳母需要多进食，除了一日三次正餐外，还应有 2~3 次加餐。每天应吃一定量的动物类食物，如鱼、鸡、蛋、肉等，这些食物不但含有丰富的优质蛋白质，也是钙的良好来源；每天还应至少喝 250 毫升牛奶或酸奶；并食用深色的蔬菜或水果。

夜间习惯给宝宝喂奶的母亲，在睡前半小时还可以安排一次加餐。乳母不宜饮酒，也不宜吃辛辣和过咸的食物。膳食中猪肉黄豆汤、炖骨头蔬菜汤、豆腐汤、鲫鱼汤等，具有催奶的效果。

乳母一定要保证更多营养的摄入，但饮食不能过多或过油腻，以免肥胖。

温馨提示：乳母的营养直接影响孩子的生长发育，年轻的妈妈切勿偏食、挑食。

▶ （六）怎样判断婴儿有没有吃饱

宝宝没有吃饱可从以下五个方面来做出判断：

一是喂奶时宝宝吃奶时间长，并且不好好吸吮乳头，常常会突然放开乳头大哭不止。

二是乳母经常感觉不到乳房胀满，也很少见乳汁往外喷。

三是哺乳后，宝宝常哭不止，入睡不踏实，不一会又出现觅食反射。

四是宝宝大小便次数减少，量少。

五是宝宝体重增长缓慢或停滞。

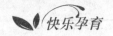

（七）不能只用米糊喂养婴儿

米糊食物是宝宝的食物之一，但不可只用米糊喂养宝宝。

以大米制成的干粉、米粉、奶糕等，其中79%是糖、5.6%是蛋白质，5.1%是脂肪及B族维生素等，蛋白质含量很低，这些营养素含量根本不能满足宝宝生长发育的需要。

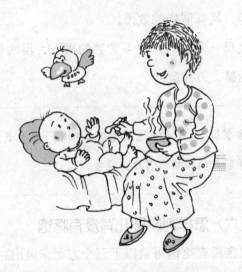

只喂米糊的宝宝会出现蛋白质缺乏症，抵抗力低下，容易患病；身高增长缓慢，但体重不一定减少，反而又白又胖，皮肤因被摄入过多的糖类转化成的脂肪显得紧绷绷的，医学上称为"泥糕样"婴儿。

温馨提示：三个月内的宝宝不宜喂米糊。

▶ （八）婴儿溢奶、吐奶如何处理

造成小宝宝吐奶、溢奶的原因有很多，如果只是轻微的吐奶、溢奶，则不需要采取什么特别的治疗，只要爸爸妈妈将宝宝直立抱起，让宝宝趴在自己肩上轻轻地拍他（她）的背，然后将枕头垫高，让宝宝右侧卧下就可以了。

但如果严重到出现喷射性吐奶，就必须带宝宝去医院检查，以便确认病因。

到开始食用固体食物后，宝宝的吐奶、溢奶现象就会逐渐有所改善。

温馨提示：少量嘴角溢奶是正常现象，经常大量吐奶要到医院检查。

▶ （九）为什么母乳喂养也要添加鱼肝油

母乳虽然是宝宝最好的食物，但维生素 D 含量极少。维生素 D 主要的生理作用是调节钙、磷代谢，促进肠道对钙、磷的吸收，有利于骨骼的生长。维生素 D 的缺乏会引起佝偻病。维生素 D 在鱼肝油中含量丰富，所以要添加维生素 D 就要给宝宝吃一些鱼肝油。

维生素 A 和维生素 D 都是脂溶性维生素，都有容易在身体中贮存的特点，所以不能吃得太多，以免引起中毒。

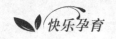

温馨提示：除了吃鱼肝油外，多晒太阳也可防止发生佝偻病。

（十）如何给婴儿做抚触

给新生儿及婴儿做抚触可以促进婴儿的体格、智力生长发育，增强机体免疫能力，减轻紧张和焦虑，减轻疼痛，缓解结肠胀气，并且可以促进安静睡眠，促进亲子关系。

抚触者要用爱、用情、用心抚触婴儿全身皮肤。要做到手法温柔流畅，让婴儿感到舒适愉快。

抚触顺序：前额—下颌—头部—胸部—腹部—双上肢—双下肢—背部—臀部。

抚触手法：

1. 婴儿仰卧。

前额：双手拇指指腹从前额中央眉心处向外侧滑动止于两侧发际，自眉弓逐次向头部移动，直至抚触全部前额皮肤。

下颌：双手拇指指腹从下颌中央向外、上滑动，止于耳前。

头部：两手掌面从前额发际向中、后滑动，至后下发际，并停止于耳后乳突处，轻轻按压（或一只手托头，另一只手从婴儿该侧的前发际抚向后发际，止于耳后部；换手抚触婴儿另一侧头部）。

胸部：双手指腹分别由胸部外下侧抚向对侧外上方，止于肩部。避开乳腺。

腹部：用指腹自婴儿的右下腹——右上腹——左上腹——左下腹做顺时针方向抚触，避开未脱落的脐痂和膀胱部位。

上肢：用双手自上臂至腕部（由近端到远端）轻柔搓揉或挤捏上肢，然后抚触手掌、手背（由近端到远端）和各手指。

下肢：用双手自大腿根部至足踝轻柔搓揉或挤捏下肢，然后抚触足底、足背（由近端到远端）及各脚趾。

2. 婴儿俯卧。

双手分别自婴儿颈部至骶尾部沿脊柱两侧向外侧做横向抚触，然后自颈部至骶尾部沿脊柱两侧做纵向抚触。

双手在两侧臀部同时做环形抚触。

▶ （十一）适当带婴儿去户外活动

户外活动可以使宝宝接触到环境中的各种人和事物，增加对视觉、听觉的刺激。更重要的是可接触阳光和清新空气，以增强婴儿对外界环境变化的适应能力，增强体质，提高抵抗疾病的能力。

户外活动的次数和时间应当循序渐进，开始时每天1次，适应后可增加至每天2～3次，每次从几分钟开始，以后可增加到1～2个小时。宝宝进行户外活动的时间还应根据季节变化、气温的高低、宝宝适应的情况

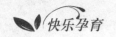

做相应的调整，如在夏季，可在上午10点前、下午4点后，到户外阴凉处睡眠和玩耍。冬季可在上午9点后到下午3点前进行户外活动。

温馨提示：户外活动要到空气清新、阳光充足的地方，不要到超市等人员拥挤、无阳光的地方。

▶ （十二）怎样让婴儿有良好睡眠

宝宝每天1／2～2／3的时间是在睡眠中度过的。通过睡眠，宝宝的身体，尤其是尚未发育成熟的神经系统，得到休息与调整。养成良好的睡眠习惯可使宝宝终身受益。

睡前应少喂或不喂水，以免因小便影响睡眠质量。

睡前要常规把尿，夜间定时把尿。

每天应在同一时间上床睡觉，长此以往形成按时入

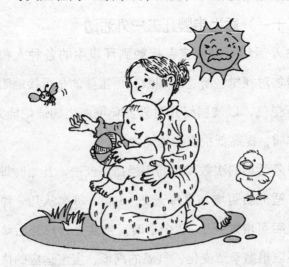

睡的条件反射。

不要让宝宝叼着毛巾、奶嘴、手等入睡，要培养宝宝自然入睡的习惯。

要给宝宝换上宽松、柔软的衣服，使其全身放松地入睡。

室内空气要新鲜，室温适中，被褥柔软，厚薄适宜。

温馨提示：宝宝睡觉时不能受惊吓，父母不能大声喧哗，室内保持安静。

▶ （十三）婴儿该如何正确地晒太阳

宝宝多晒太阳能增强机体抗病能力，有效预防感冒，还能预防佝偻病。不过夏天晒太阳，要注意以下几点：

一是阳光要与皮肤直接接触。隔着玻璃或穿着衣服晒太阳，紫外线的效果会减少 30% 以上。

二是空腹及早餐后 1 小时内不宜晒太阳。

三是夏季日光比较强烈，晒太阳的时间可以选择在上午 6~7 时或下午 5~6 时进行。不要在正午晒太阳，防止宝宝中暑。

四是注意防止晒太阳引起日光性皮炎。

五是给宝宝戴上小眼镜，躺着晒时用小伞遮住头部，保护眼睛。

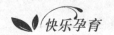
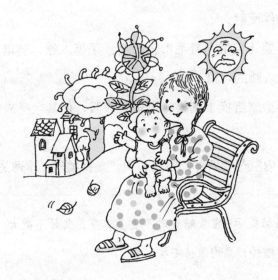

六是刚开始晒 5～10 分钟，然后逐渐增加，每次日光浴尽量不要超过 30 分钟。

晒太阳这样的日光浴应经常进行，长期坚持，才能起到良好的健身防病效果。

▶ （十四）婴儿患湿疹需注意饮食

宝宝湿疹俗称"奶癣"，其主要症状为患处皮肤出现红色疹点，有的融合成片伴有渗出液，结痂，瘙痒，反复不愈，多发于面部，严重者波及全身。有些宝宝本身是过敏体质，当吃了牛奶、鸡蛋、鱼等食物，引起变态反应而产生湿疹。

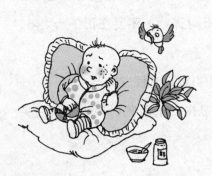

引起湿疹的原因很多，饮食喂养不当是重

要的原因。

饮食上要尽量采用母乳喂养，因为母乳不易引起湿疹。如用牛奶喂养，可将牛奶多煮沸一些时间，使蛋白变性。

添加辅食应由少到多，一种一种地添加，一种食物适应后再加另一种，使宝宝慢慢适应。

如对食物过敏，应找出过敏原因，不再食用。如母乳也过敏，那么母亲应禁食过敏食物（如鱼、虾、蟹等），暂停一段时间后再哺乳。

多食富含维生素、矿物质的新鲜蔬菜水果汁，调节宝宝生理功能。

▶ **（十五）婴儿的百天"开荤"**

宝宝在一百天的时候，已经差不多可以看出哪里像爸爸、哪里像妈妈的轮廓了，在这之后宝宝生长差不多一天一个样。我国有习俗把"百天"当作值得庆祝的日子，会给宝宝照相以示纪念。民间在这一天有为宝宝"开荤"之说，就是一家人在一起聚餐以示庆祝的宴席上，给宝宝用舌头舔一些荤菜。其实，这说明宝宝的消化系统日趋完善了，可以添加辅食了。这样的做法一定要适度，否则会导致宝宝腹泻与食物过敏。

▶ 二、4～6个月婴儿的喂养

▶ （一）4～6个月婴儿的生长发育特点

宝宝的生长发育是一个连续的过程。4～6个月的

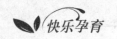

宝宝仍处在生长发育较迅速的时期。他们体重的增长速度较前 3 个月慢些，但每周也要增长 150~180 克。

随着体格的不断增长，宝宝的神经系统及心理也在迅速发育。如俯卧位时能抬头，会翻身，6 个月时能坐一会，仰卧时常将脚放进嘴里，已开始长牙，并选择喜欢的食物，当妈妈抱着吃东西时，宝宝往往会伸出手去抢；能清楚地发一些音节；能从众人中认出妈妈，害怕生人并开始害羞等。从此期开始，宝宝能看、能听，开始有记忆，看到母亲会露出高兴的神态。

4~6 个月宝宝的胃肠道除含有消化乳类的酶外，还含有能消化大多数食物的酶，6 个月左右宝宝的胃已开始适应成人的食物。父母此时可根据宝宝的情况，在母乳喂养的同时逐步添加辅助食物。

▶ （二）如何喂养 4～6 个月的婴儿

纯母乳喂养能够满足 6 个月以内的宝宝营养和能量的需求。非母乳喂养或混合喂养的宝宝此时该添加辅食了，如蛋黄泥、米糊（奶糕）、肝泥、鱼泥、菜泥、果泥等，还需补充铁等元素，预防缺铁性贫血。

喂养方法：用勺喂宝宝，可以让宝宝学会咀嚼和吞咽食物并且减少流口水，有利于语言发育。坚持服用维生素 A、维生素 D（维生

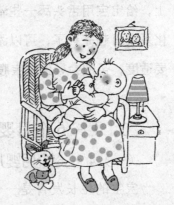

素A：维生素D=3：1）并进行室外活动。不要边吃边玩边走，不要强迫进食，应在固定的环境中进食。

▶ **（三）婴儿断奶的时间和方式**

现在母婴专家已经把"断奶"这个词改为了"换奶"，这就意味着，在任何时候都不要断掉对宝宝"奶"的供应。

宝宝什么时候断掉母乳好呢？关于这个问题，世界卫生组织提出的最佳婴幼儿喂养方式——6个月以内纯母乳喂养，6个月以后添加辅食，并继续母乳喂养到2岁或以上。应该尽可能延长孩子享受母乳的时间，因为母乳是孩子最好的食品。

宝宝在6个月之前，可以单纯依靠母乳喂养而获取成长所需的全部养分。6个月之后，宝宝成长所需养分，单纯靠母乳供给已经不够，需要添加辅食，但是母乳仍然是养分的重要来源。

添加辅食是指给予母乳之外的其他食物。这些其他的食物或液体（包括配方奶和牛奶等）称为辅食，是因为它们是对母乳喂养的补充，而不是单靠这些食物就足以满足营养需求。在添加辅食期间，孩子应该逐渐适应家庭食物，而至少在2岁以前，母乳喂养仍然是营养素和某些保护因子的重要来源。

▶ **（四）怎样给婴儿添加辅食**

应该按宝宝的消化及营养需要逐渐增加，先试一种，待试用3～4日或一个星期后，再添一种。添加量

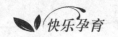

由少到多，逐渐增加。

宝宝患病时，或天气太热，都不适宜添加新的辅食品种。

应密切注意宝宝消化情况，如发现大便异常应暂停喂此种辅食，待大便恢复正常后，再从开始量或更小量喂起。

宝宝个体差异大，宜灵活掌握增添辅食品种、数量和开始的月龄。

▶ （五）婴儿期最容易缺乏的营养素

1. 蛋白质。

新生儿出生后如果母乳不足而用人工喂养，用米粉冲成米糊或用麦乳精、甜炼乳等喂养往往会缺乏蛋白质。

2. 维生素D。

即使是母乳，也缺乏维生素D，母乳喂养需及时补充，而牛奶喂养者则更需补充。缺乏维生素D，骨骼发育受到影响易患佝偻病。

3. 铁。

铁是造血原料之一，宝宝出生后由母体获得的铁在体内贮存，可供其出生后5～6个月之需。如果6个月后不及时补充含铁丰富的食物会出现缺铁性贫血。鱼、肉类、猪肝、动物血中含铁量多而且易吸收，大豆中的含铁量也不低，维生素C可以促进铁吸收，应适当补充。

4. 钙。

钙为骨骼中的重要成分。婴儿正在生长发育阶段，对钙的需要量比成人多。母乳中的钙含量虽低，但钙、磷比例适当，非常易于吸收；牛奶的钙含量虽然比母乳高，但因磷的含量高而影响钙的吸收。钙的吸收有赖于维生素D的作用，缺乏维生素D时会减少对钙的吸收。要注意的是牛乳不能与钙剂同时服用，因为两者相遇，可使牛奶沉淀。

▶ （六）要防止婴儿早期肥胖

宝宝达到什么程度才算肥胖呢？如果自出生到了3个月，宝宝的体重增加了3000克（平均每天30克）或超出同龄宝宝平均值的20%以上就算是胖了。

怎样防止宝宝早期肥胖呢？除了在食物上进行适当控制外，还要进行下列运动：

让宝宝仰卧，逗他（她）做踢腿的动作和游戏。

让宝宝多练习爬行。由于腹部胖，宝宝可能不喜欢爬，但父母应做多种游戏帮助宝宝爬行。

可扶着宝宝腋下让宝宝站在爸爸妈妈膝上做跳跃运动以锻炼双腿。

要经常帮助宝宝练习翻身动作。

在宝宝活动的时候尽量不要包尿布，以使宝宝有轻松感而更喜欢游戏和锻炼。

温馨提示：婴儿期肥胖会延续至儿童期，甚至影响一生，所以要注意。

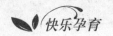

（七）怎样预防婴儿便秘

多喝水。

食物不要太精细。

顺时针揉婴儿的腹部。

给婴儿做运动。让婴儿平躺在床上，抓着小脚，轮流做抬腿动作。

定时排大便。

可以多吃点橙、梨、香蕉、苹果等水果。

补充双歧杆菌：如丽珠肠乐、金双歧等。

温馨提示：便秘宝宝不宜经常使用开塞露通便。

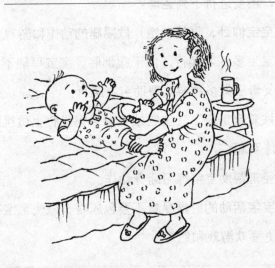

（八）婴儿腹泻时吃什么

婴儿患腹泻后胃肠功能减弱，此时在药物治疗的同时给予易消化的饮食喂养，将有助于婴儿机体复原。如：

脱脂奶：可用市售的脱脂奶粉和水配制，家庭也可自制。将鲜牛奶煮沸后冷却，等液面上出现一层奶皮，即用小匙将其除去，再煮沸冷却，除去奶皮，反复去奶皮三次，即成全脱脂奶，可用于对脂肪消化不良的患儿。

酸牛奶：鲜牛奶消毒后经乳酸杆菌发酵而成。酸牛奶的凝块小，易消化，能刺激胃肠道消化酶分泌，同时有杀菌作用，适用于经常腹泻的婴幼儿。

胡萝卜汤：将胡萝卜洗净切块煮烂，包于纱布中挤榨，去掉纤维，将挤出的泥状物加水放糖即成胡萝卜汤。胡萝卜是碱性食物，含有果胶，有促使大便成形和吸附细菌及毒素的作用，适用于腹泻的婴幼儿。

苹果泥：取新鲜苹果一只切开，用金属小勺轻轻刮取。苹果的纤维较细，对肠道刺激小，含有果胶和鞣酸，有吸附和收敛作用，对腹泻治疗有益。

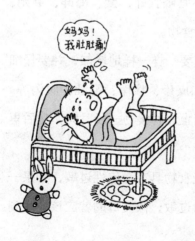

焦米汤：先将米粉炒至焦黄，加水和适量糖煮沸成稀糊状。米粉遇水加热即成糊精，易于消化，而且米在炒制时表面部分炭化，具有吸附止泻

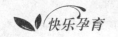

作用。腹泻严重时可以选用。

山楂粥：适用于饮食不洁引起的腹泻。表现为大便稀、带黏液，酸臭不化。方法是将山楂 10～20 克，大米 30 克、白糖 5 克，煮成粥，一天分 3 次服下，可连服 3～5 天。

温馨提示：腹泻的婴儿出现发热、腹胀、呕吐、脱水者不能食疗，需要去医院诊治。

▶ （九）怎样预防婴儿食物过敏

最好用母乳喂养。母乳中含有多种对过敏有抑制作用的物质，而且母乳喂养的婴儿饮食单纯，对防止过敏也有好处。授乳的母亲，除注意营养外，最好也不要吃高致敏的食物。用牛奶喂养的婴儿，如出现过敏，应立即停用，改以人乳、豆浆、代乳粉等喂养。

未满周岁的婴儿，不宜喂食虾、蟹、海鲜、蘑菇、葱、蒜等容易引起过敏的食物。

增加新辅食时，一定要一样一样地增加，并要仔细观察有无过敏性反应，如皮疹、瘙痒、呕吐、腹泻等，一旦出现过敏反应，应停止此种食物一段时间，然后再试用。

有些孩子天生对某些食物具有遗传性过敏，如果一个家庭里有人对某些食物过敏，做父母的就应该注意到婴儿也可能会有。

对过敏体质的婴儿来说，在未满 1 周岁时，食用牛奶或蛋白质将会引起过敏。

其他易引发过敏的食物有小麦、玉米、猪肉、鱼贝壳类、番茄、洋葱、包心菜、草莓、核桃、柑橘类等，父母应在婴儿 1 岁后才让他（她）吃这些食物。

温馨提示：喂食以后，应立即将婴儿口角周围的残余食物汁液擦拭干净，以免食物残汁引起皮肤接触过敏。

▶ （十）婴儿的健身操

婴儿仰卧，大人双手轻握婴儿手掌，牵动婴儿两臂轮流向上伸直和向下弯曲，重复做 4~6 次。

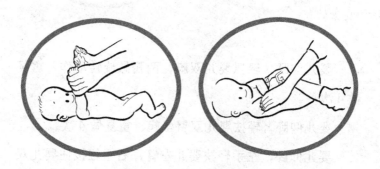

婴儿仰卧，轻握婴儿双掌，牵动婴儿两臂先向上伸直，后在婴儿胸前交叉，重复做 4 次。

婴儿仰卧，轻握婴儿双掌，牵动婴儿两臂前平举向上举 4 次。

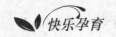

婴儿仰卧，轻握婴儿双掌，牵动婴儿左臂向上举，右臂平放其体侧，两臂轮流各重复进行 4 次。

婴儿仰卧，轻抓婴儿双脚，做两腿伸直和弯曲动作，重复做 4~6 次。

婴儿仰卧，轻抓婴儿双脚，两腿轮流伸直和弯曲，重复做 4~6 次。

婴儿仰卧，轻抓婴儿双脚，两腿轮流伸直上举，重复做 4 次。

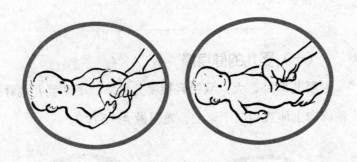

婴儿仰卧，轻抓婴儿双脚，两腿做旋转动作，重复做 4 次。

婴儿仰卧，轻扶婴儿双臂坐起，重复做 4 次。

婴儿仰卧，左手轻扶婴儿左臂，右手轻按住婴儿双脚，扶单臂坐起，两臂轮流各做 4 次。

婴儿仰卧，右手轻按住婴儿双脚，左手托住婴儿后背上举，做桥形动作，重复做 2~4 次。

婴儿坐式，扶婴儿双肘站起，重复做 2~4 次。

婴儿站立，轻扶婴儿胸部前倾，重复做 2~4 次。

婴儿站立，轻扶婴儿双臂，使其双脚做跳跃动作数次。

婴儿俯卧运动：

使婴儿呈俯卧姿态，两手臂朝前，不要压在身下，母亲站在婴儿前面，用玩具逗引宝宝，宝宝自然将头抬起。为了避免宝宝劳累，开始一次只练半分钟，逐渐延长，一日两次即可。俯卧不仅能锻炼颈肌、胸背部肌肉，还可增大肺活量，促进血液循环，有利于预防呼吸道疾病，并能扩大宝宝视野范围，帮助他（她）从不同的角度观察到新的事物，有利于宝宝的智力发育。

温馨提示：体育锻炼要从婴儿开始。

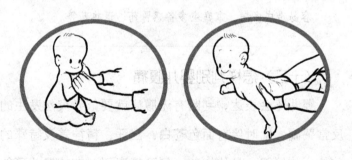

▶ **（十一）怎样防止婴儿感冒**

提倡母乳喂养：如果宝宝能得到母乳喂养，特别是吃到了初乳，对于促进健康、预防感冒极为重要。牛奶喂养的宝宝患感冒的机会要比母乳喂养的宝宝多 3～4倍，这是因为母乳、特别是初乳含有大量的抗感染物质。

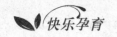

营养要全面，要及时添加辅食：鱼肝油、深色新鲜蔬菜、猪肝等。这些食物含有丰富的维生素 A、B 族维生素、胡萝卜素、锌等，能增强机体的抵抗力。如果缺乏维生素 A，宝宝患感冒的机会将增加 2～3 倍。

少去公共场所，尤其是在感冒流行期间，要尽量避免带宝宝到拥挤的公共场所，如商场、超市等，更不要到病人家串门，避免交叉感染。

穿衣服要适宜，不能凭成人的主观愿望来处理宝宝的衣着，应该根据宝宝自身的体温进行调节。

室内空气保持流通，特别是冬天，保持室内空气清洁、湿润尤其重要。

温馨提示：6 个月以后母亲传给婴儿的抗体没有了，容易造成多病，家庭应多备感冒药、退热药等。

▶ （十二）怎样判别婴儿腹痛

婴儿不会表达，判断有无腹痛就要依靠突然发生的反常哭闹，同时伴有面色苍白、出汗、精神差及特殊的体位，如屈腿、身体蜷曲、侧卧等表现。有的婴儿可能并不哭闹，但面色难看，虚弱无力，辗转不宁。由于腹痛多数是腹内脏器有病变，因而往往伴有恶心、呕吐、厌食、腹泻或便秘等消化道症状。

婴儿哭闹是他们表达要求和痛苦的一种方式，故不能单以此来解释腹痛，并且宝宝在哭闹时的腹壁紧张，也不能作为腹痛的依据。此时要使用比如喂奶、喂水等办法让宝宝安静下来，然后再抚摸腹部。若稍加压宝宝即啼哭、屈腿，或用手将成人的手推开，腹壁有紧张感，并重复检查几次都有相同的表现，这就说明婴儿腹痛是存在的了。

温馨提示：婴儿突发性剧烈哭闹要警惕肠套叠，及时到医院就诊。

（十三）怎样训练婴儿的视力和听力

3个月的婴儿最喜欢看人脸了，因为人脸既复杂，又清晰，变化无穷，眼睛有光有色，还伴随着表情和温声笑语。这时候的婴儿，视线已能从一个物体转到另一个物体上了。4个月的婴儿可以分辨颜色了，但仍旧最喜欢红色。他（她）对自己喜欢的一件物体或一张挂历会注视很久。5个月的婴儿喜欢照镜子，看见镜子里的人会发出欢笑声。6个月的婴儿对陌生环境会感到不安，东张西望。他（她）很快就能发现家里新买的东西或出现的陌生人，而且盯住看，并能看到街上的汽车、路上的行人，眼神还会寻找掉在地上的东西。

父母要根据婴儿视觉功能的日渐成熟，满足他（她）的要求，促进其发展。可在小床（小车）前上方挂些色彩鲜艳、有声响的玩具，但不宜太多，婴儿不喜欢眼花缭乱。不要都挂在当中，可分挂两边，距离

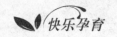

以 50～70 厘米为宜，大玩具可以略高，小玩具略低些，形状可以不同。会坐后的婴儿视野扩大，给他（她）一些玩具练习抓握、摇晃。每天可以进行两次有目的的训练。为了发展婴儿的视觉，房间光线要充足，窗户光和灯光都不宜直射在婴儿的视野内，以免干扰他（她）的视线集中，影响视力。

婴儿的听觉很灵敏，一点微小的声音都会引起婴儿的警觉。满月以后，婴儿的听觉更加灵敏了。听觉随着视觉的集中而完善，为今后的语言发展做好准备。2 个月的婴儿听见妈妈的声音会做出积极反应。3～4 个月时喜欢听音乐，可以找到声源，区别不同频率的声音。研究表明，在此期间的婴儿对音乐有不同的反应，一般喜欢催眠曲。5 个月开始能分辨成人发出的声音，听见母亲或亲人的声音格外高兴，手舞足蹈。6 个月能区别严厉或和蔼的声音，并有不同反应，叫其名字时他（她）会找人而且表示兴奋。

父母一般通过温柔的逗引和谈话开始训练宝宝看和听。声音要有高低变化，有时离他（她）近些，有时远些，给他（她）听各种不同的歌曲、音乐，看不同形状、颜色的物体。也可用玩具逗引，做"藏猫"、抱他（她）照镜子等游戏活动。同时在日常穿衣、盥洗等生活照料的过程中，和他（她）多说话，吸引他（她）的注意力，促进其视觉和听觉的发展。

▶ 三、7～9个月婴儿的喂养

▶ （一）7～9个月婴儿的生长发育特点

当婴儿进入出生后第一年的后半年，体格方面的增长比前半年慢了一点，但仍然比以后的几年增长快。

7个月的婴儿自如独坐可达10分钟以上，大人用双手扶站时他们会乱跳。两只小手也比以前灵活，会将玩具从一只手传递到另一只手，会敲打玩具或摇小铃铛。当他们照镜子时，他们要去摸镜子并且拍打镜子中自己的像，高兴时玩玩具及发出各种声音。9个月的婴儿应该会扶着东西站立，能从躺卧姿势中自己坐起来，经过训练，会摇手表示"再见"，当大人说"再见"时，会挥舞小手。

▶ （二）7～9个月婴儿的喂养特点

宝宝半岁后妈妈们奶量虽然没有减少，但已不能满足宝宝对营养的需求了，因此要给宝宝添加适当的辅食以满足宝宝生长发育的需求。一般可选择稠粥、烂面、菜泥、豆腐、肉末、鱼、蛋、水果等，此时还要有目的地训练宝宝将食物放入口中后，活动上、下颚及用舌尖顶住上颚把食物吞下去的能力。

从7个月开始，保证宝宝每天奶量不变的同时，除给宝宝每天喂食煮得很烂的面条及粥以外，还可添加些豆制品，当然菜泥、鱼泥、肝泥、蛋黄还是必不可少的。每天两次添加辅食，根据宝宝的情况准备每顿的饭量。食物也应从糊状逐渐变为泥状。

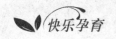

从宝宝 8 个月起，添加辅食的次数增加到每天 3 次。由于宝宝的胃液可以充分消化蛋白质了，因此可多添加些蛋白质类食物，如豆腐、鱼、瘦肉末、奶制品等。从 8 个月开始，宝宝常常希望自己动手吃饭，可进行善意的指导，不要怕宝宝弄脏，这样可培养宝宝对食物的兴趣。

9 个月的宝宝，除了三餐辅食外，还可增加一次点心，既可提供能量又可提供营养素，比如水果、糕点以及熟的土豆、白薯等含糖较多的根茎类食物和嫩的蔬菜等粗纤维食物。为了培养宝宝的咀嚼能力，可以让宝宝啃咬硬一点的食物。宝宝最好不要坐在妈妈的腿上进食，而是坐在宝宝椅上吃食物。让宝宝学会自己用手抓食物，并把食物放入口中，使宝宝边玩边学会吃饭。同时，还要训练宝宝用杯子喝水的能力。

▶ （三）婴儿辅食的经典食谱

1. 鸡蛋蒸糕。

原料：鸡蛋 1 个，胡萝卜 1 寸段，菠菜 1 棵，洋葱 1/5 个。

制法：

（1）将洋葱、胡萝卜、菠菜用开水烫一下，然后切碎。

（2）将鸡蛋搅好之后加凉开水，加蔬菜上锅蒸制。

2. 蔬菜鱼肉粥。

原料：鱼白肉 30 克，胡萝卜 1 寸段，海带清汤 1/2

杯，萝卜 20 克，米饭 1/4 碗。

制法：

（1）将鱼骨剔净，鱼肉炖熟并捣碎。

（2）将萝卜、胡萝卜用擦菜板擦碎。

（3）将米饭、海带清汤及鱼肉、蔬菜等倒入锅内同煮，煮至黏稠即可。

3.苹果麦片粥。

原料：燕麦片 3 大匙，牛奶 1/4 杯，苹果 1/6 个，胡萝卜 1 寸段。

制法：

（1）将苹果和胡萝卜洗净并用擦菜板擦好。

（2）将燕麦片及擦好的适量胡萝卜放入锅中，倒入牛奶及 1/4 杯水用文火煮。

（3）煮开后再放入 2 大匙擦好的苹果直至煮烂。

4.鸡肉粥。

原料：鸡胸脯肉 10 克，米饭 1/4 碗，海带清汤 1/2 杯，菠菜 10 克。

制法：

（1）将鸡胸脯肉去筋，切成小块。

（2）将菠菜炖熟并切碎。

（3）米饭用海带清汤煮一下，再放入菠菜、鸡肉同煮。

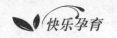

温馨提示：辅食添加方法有很多，每个地区习惯
不一样，可因人而异、因地而异。

▶ （四）不宜给婴儿添加的食物

这个时期的宝宝已经能吃许许多多的食物，但下列
食物最好不要喂。

刺激性太强的食物：咖啡、浓茶、可乐、汽水、清
凉饮料等饮品不宜饮用，以免影响神经系统的正常发
育；辣椒、胡椒、大葱、大蒜、生姜、酸菜等食物，极
易损害宝宝娇嫩的口腔、食道、胃黏膜，不宜食用。

含脂肪和含糖分太多的食物：巧克力、朱古力、奶
油都是含热量很高的精制食物，长期多吃易致肥胖。

不易消化的食物：章鱼、墨鱼、竹笋和牛蒡之类均
不易消化，不宜给宝宝食用。

太咸、太腻的食物：咸菜、肥肉、酱油煮的小虾和
煎炒、油炸食物，食后极易引起呕吐或消化不良，不宜
食用。

小粒食物：瓜子、黄豆、花生仁、核桃仁极易误吸
入气管，应研磨后供宝宝食用。

带壳、有渣的食物：鱼刺、虾的硬皮、排骨的骨渣
可能卡在喉头或误入气管，必须认真检查后方可食用。

未经卫生部门检查的自制食物：自制的糖葫芦、棉
花糖、花生糖、爆米花等，因制作过程不卫生，食后易

造成消化道感染，或因内含过量铅等物质，对宝宝健康有害。

易产生气体而胀肚的食物：洋葱、生萝卜、白薯、豆类等，只宜少量食用。

▶ （五）挑食有可能是缺锌

宝宝食欲不振，偏食挑食，甚至出现"异食癖"，这是因为主导味觉的味觉素蛋白需要靠锌来合成，一旦锌元素缺乏，无法合成味觉素蛋白，就会使嘴里没味，影响食欲。

锌是人体重要的微量元素，参与人体上百种重要酶的合成，所以，宝宝一旦缺锌，就可能对他们的生长发育造成很大的危害。

此外，人体内的消化酶，绝大多数都是含锌酶，所以缺少了锌，也会造成消化不良。影响身体发育，从而造成诸如长不高、出牙慢等发育问题。严重者，甚至会导致侏儒症、智力发育延迟。

缺锌还会导致免疫功能低下，使宝宝很容易发生病毒感染，患上呼吸道等疾病，外伤也不易愈合。缺锌也可导致皮肤无光泽、粗糙。

温馨提示：市面上常用的锌制剂有葡萄糖酸锌、硫酸锌等。

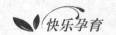

▶ （六）婴儿乳牙的发育顺序

婴儿的第一颗牙出现会有早有晚，一般 4～12 个月之内都算正常。

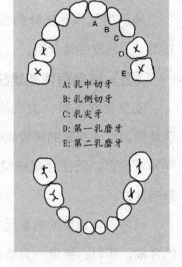

A: 乳中切牙
B: 乳侧切牙
C: 乳尖牙
D: 第一乳磨牙
E: 第二乳磨牙

6～12 个月：长出 4 颗前牙（中间的门牙）。

9～16 个月：再长出 4 颗边上的门牙。

13～19 个月：长出 4 颗前乳牙。

16～23 个月：长出 4 颗尖牙（犬齿）。

23～33 个月：长出 4 颗后乳磨牙。

▶ （七）怎样保护乳牙

保护乳牙一直是父母们关注的问题。发生龋齿的三大因素：细菌、饮食和牙本质，这三者相互作用而产生龋齿。乳牙萌出后就容易患龋齿（俗称蛀牙），开始时是在牙齿上形成一个小洞，不痛，父母常容易忽略。随着龋齿的发展，这个洞会变大、变深而产生疼痛，直接影响咀嚼并引起牙周炎等，乳牙根部炎症会影响处于发育钙化的恒牙胚，而有可能使恒牙发育异常。

因此护牙应在乳牙萌出后，坚持每天用消毒纱布或棉球蘸温开水清洗口腔及牙齿，每日至少 1 次。喂食后应用白开水清洗口腔；吃糖次数不宜过多，牛奶内尽量不要加糖，每日糖量不宜超过 30 克；宝宝不要含着奶头睡觉，以防饮食中的糖发酵、产酸，从而腐蚀牙齿形成蛀牙。

乳牙长出后，要多吃富含维生素 D 及钙质丰富的食物，如蛋黄、海鱼、奶类、豆制品等。但护牙的关键是保持口腔清洁，与维生素 D 及钙质的正常供给，这样才能够给予孩子一口洁白如玉、坚固耐腐的牙齿。

（八）为什么婴儿喜欢吸吮手指和咬乳头

宝宝爱咬妈妈乳头、奶嘴及吸吮自己的手指，这是由于宝宝牙齿萌出时，刺激牙龈充血、水肿，有牙床瘙痒等不适感所致。通过咬乳头、吮手指以缓解发痒的不适感。

此时期，可给宝宝清洁纱布、橡皮圆棒玩具或较硬的食物，让宝宝咬这些东西以缓解牙床发痒的不适感。

温馨提示：宝宝吸吮手指的习惯既不卫生又影响手指发育，要及时纠正。

（九）怎样避免婴儿腹泻

腹泻是婴儿常见的疾病，为了减少发生，可以从以下几点入手：

提倡母乳喂养，降低腹泻发病率；

逐渐添加辅食，防止肠功能紊乱；

改善卫生习惯，减少肠道感染机会。

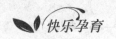

病从口入，致病微生物往往通过污染的食物或饮水进入消化道引起感染，所以养成良好的卫生习惯，加强饮食和饮水卫生是非常重要的。在喂养婴儿时，要注意食具消毒，看护者也应该注意自己的卫生。奶瓶、奶嘴及食具应在洗净后煮沸消毒，不能给孩子喝生水，生吃瓜果要洗净。

温馨提示：宝宝吃的食物和奶瓶、食具应放在防蝇罩中或消毒柜中。

▶ （十）7～9个月婴儿运动能力的训练

1. 爬：从匍匐前行到四肢撑起躯干爬行；也可让宝宝和其他同龄婴儿在铺有地毯或塑料地板的地上，互相追随爬着玩，或推滚着小皮球玩。

2. 扶物站起：让宝宝练习自己从仰卧位拉着物体（如床栏杆等）站起来。可先扶着栏杆坐起，逐渐到扶栏站起，锻炼平衡身体的技巧。

3. 迈步：在宝宝保持站立姿势的基础上，把他（她）的一只脚放在另一只脚前面，使两只脚前后错开，让他（她）用一条腿支持体重，试着迈出人生的第一步。

4. 训练手指：让宝宝练习用手抓取小的物品，如小糖豆、大米花等，宝宝开始会用手指抓取，以后会逐渐模仿用拇指和食指捏起物品。用指拨玩具可以让宝宝的食指发挥最大的功能，如拨转盘、拨球滚动等。还可以用手套、小药瓶让宝宝伸指探究，小药瓶瓶口要大于2厘米，防止手指伸入后拔不出来。

5. 训练宝宝双手玩玩具：除了倒手、拿起、放下外，还可用两块积木让宝宝在手中敲击。

母亲要陪同宝宝一起做这些训练，以免他（她）将小东西塞进口、鼻而发生危险。

► 四、10～12个月婴儿的喂养

► （一）10～12个月婴儿的生长发育特点

10～12个月的婴儿变得更加聪明了：他们会叫"爸爸""妈妈"，与大人说"再见"、玩拍手的游戏、还能够自己拿着饼干吃，能用手捏起小的东西，双手摆弄玩具很灵活了，也能坐稳，会爬了！他们坐着的时候会自由地向左右转动身体。不仅如此，有的还能由爸爸妈妈

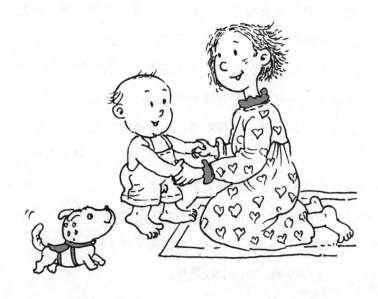

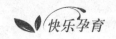

扶着或者是推着学步车行走了。

此时的小宝宝就要度过婴儿期了。大约有 3/5 的宝宝 1 周岁的时候，能够独立地迈出人生的第一步。

一般而言，此时的宝宝体重约为出生时的 3 倍，身高约为出生时的 1.5 倍。

▶ （二）10～12 个月婴儿的饮食特点

10～12 个月的宝宝在增加辅食的同时仍然可以继续母乳喂养，非母乳喂养宝宝则不要断牛奶。

宝宝在生长发育的过程中，无论如何都不能缺少蛋白质。虽然在宝宝的食谱中有动物性食物的安排，但量不足，从牛奶中补充是最佳的补充方法。牛奶的量可根据宝宝具体情况来决定。一般来说，宝宝每天补充牛奶的量不应该少于 250 毫升。

此时，固体谷类食物要成为宝宝的主食，热能大部分也靠谷类食物提供。宝宝的膳食安排要以米、面为主，同时搭配动物性食物及蔬菜、豆制品等。

随着宝宝消化功能的逐渐完善，在食物的搭配制作上也可以多样化，最好能经常更换花样，如小包子、小饺子、馄饨、馒头、花卷等，以提高宝宝进食的兴趣。

此时宝宝已有自行进食的基本能力了，母亲可以让宝宝使用婴儿餐具，学着自己吃饭。

▶ （三）10～12 个月婴儿参照食谱

早晨 7 点：粥 1 小碗，肉饼或面包 1 块。

上午 9 点：牛奶 150 毫升。

中午 12 点：煨饭（米 25 克、肉末 25 克、蔬菜 25 克）。

下午 3 点：牛奶 100 毫升，豆沙小包 1 个。

晚上 7 点：烂饭一小碗，鱼、蛋、蔬菜或豆腐。

晚上 9 点：水果。

（四）怎样"对付"偏食的婴儿

如果宝宝出现偏食，家长们可以试着改变食物的花样来提高宝宝对食物的兴趣。例如，把菜切成泥后放在粥中，喂粥给宝宝吃；或把食物做成宝宝喜欢的形状（如小动物）；或改变食物颜色，使食物变得好看等。

家长们还应该在采购食物时力求品种多样化，吃饭时不要在宝宝面前表现自己对某种食物的厌恶或喜爱；同时，不要强迫宝宝吃某种食物，以免造成宝宝对这种食物的抵触情绪。

需向家长们说明的是，对于宝宝在婴儿阶段挑食的毛病，家长们大可不必为此着急，因为大部分宝宝在婴儿期不爱吃的东西，到了幼儿期就可能变得爱吃。对于偏食的纠正，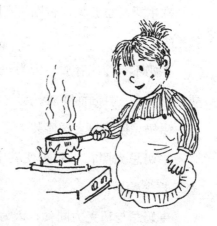做些努力是可以的，但一定不要强制进行，如有些宝宝不爱吃胡萝卜、菠菜，可用其他蔬菜代替；对于什么蔬

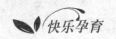

菜也不吃的宝宝，可暂时用水果补充。

温馨提示：宝宝不吃鸡蛋、牛肉、鸡肉、猪肉等
动物性食物中的任何两种，都不会引起营养失调。

▶ （五）饮用牛奶的注意事项

不宜空腹饮用牛奶。除新生儿和较小的婴儿外，其
他婴幼儿不宜晨起空腹饮奶。因为晨起空腹饮用时，胃
蠕动排空较快，牛奶还未得到充分消化就被送进肠道，
既不能发挥牛奶的营养作用，又会使其中的氨基酸在大
肠内转化为有害（毒）物质，进而影响身体健康。

正确饮用牛奶的注意事项：

在饮牛奶前，适当进食些淀粉类食物，这样可提高
牛奶的营养价值。

煮牛奶时忌放糖，否则可在高温下生成有害的果糖
赖氨酸。

牛奶不宜冷冻存放，因为解冻后可使牛奶中的蛋白
质发生沉淀、凝固而变质。

牛奶忌用塑料容器盛装，可产生异味。

牛奶忌光照，光照可使其中的 B 族维生素、维生
素 C 损失殆尽。

牛奶忌与巧克力同食，因为牛奶中的钙易与巧克力
中的草酸生成不易被人体吸收的草酸钙。若长期同食，
可导致婴儿腹泻、缺钙和生长发育迟缓。

饮奶后不宜立即进食酸性食物，如橘子汁、果露等，否则可使牛奶蛋白在胃内形成凝块而难以消化。

牛奶含铁量较低，吸收利用率不高，婴儿不宜单纯用牛奶喂养，应补充一些铁剂。

温馨提示：宝宝喝纯牛奶时一定要稀释。煮牛奶用铁锅较好。

▶ （六）为什么牛奶喂养儿易发生便秘

牛奶中的蛋白质约为母乳的 3 倍。由于蛋白质较多，人体在吸收时也需要有较多的水分参与，以利于蛋白质的分解、吸收。此外，人体从肾脏排出的代谢产物中，以蛋白质的代谢产物最多，当代谢产物从尿中排出时，会带出许多水分。牛奶中含有许多矿物质，尤其是钠，是人乳中的 4 倍，当钠离子排出时，会带走一部分水分。这样，用牛奶喂养的宝宝就容易便秘了。

温馨提示：牛奶喂养儿应多喝水、果汁等以防便秘。

▶ （七）注意婴儿的乳牙晚萌

如果婴儿超过 1 周岁以上还没有长出第一颗乳牙时，就应考虑到有无全身疾病。如佝偻病、呆小病、极度营养不良等。个别婴儿患有先天性无牙畸形，所以牙齿晚萌应去医院照 X 线片查明原因。

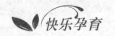

温馨提示：正常出牙时间应该在 6 月左右。

▶ （八）婴儿不要过早学走路

长期以来，人们普遍认为婴儿走路越早就表示越健康，不少家长超前让婴儿学走路。也确实有许多婴儿在 1 周岁前就会走路了。但这样的认识和做法恰恰是育儿的一个误区。

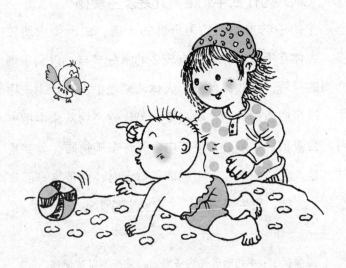

1 周岁内婴儿不应当学走路，而应当学爬。这是为什么呢？因为，婴儿出生后都是近视眼，而爬行是宝宝视力正常健康发育必须经过的一个极重要的阶段。因此，未满 1 周岁的婴儿，只能学爬行，不能学走，否则易发生儿童视力发育障碍。当前在我国，尤其在城市中，"小眼镜"不少见，虽然原因比较复杂，但婴儿过早地学走路而不学爬也是一个因素。

此外，过早让婴儿走路，会增加"X"形腿和"O"形腿的发生率，这也应当引起家长们的注意。

温馨提示：不要让婴儿在发育中忽略爬的过程而直接行走，应该让其多锻炼爬行。

（九）影响孩子生长发育的因素有哪些

1. 遗传。

孩子生长发育的特征、身高、潜力、趋向、限度等都受父母双方遗传因素的影响。

2. 性别。

男孩女孩生长发育各有特点，一般女孩平均身高、体重较同年龄男孩为低和轻。

3. 内分泌。

孩子生长发育主要是由各种激素调控，其中以生长激素、甲状腺素和性激素尤为重要，缺乏生长激素易导致身材矮小。

4. 孕母情况。

胎儿在宫内的发育受孕母生活环境、营养、情绪、疾病等各种因素的影响，妊娠早期如患病毒性感染可导致胎儿先天性畸形；孕母严重营养不良可引起流产、早产和胎儿体格生长以及脑的发育迟缓。

5. 营养充足和调配。

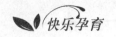

合理的营养是孩子生长发育的物质基础，是保证孩子健康生长极为重要的因素，年龄越小，受营养的影响越大。长期营养不足，首先导致体重不增，甚至下降，最终也会影响身高的增长，使机体的免疫、内分泌、神经调节等功能低下。

6. 生活环境。

良好的居住环境、卫生条件如阳光充足、空气新鲜、水源清洁等能促进孩子生长发育。家庭的温暖，父母的爱抚和良好的榜样作用，都对宝宝性格、品德的形成、情绪的稳定和精神智能的发育有深远的影响。

7. 疾病。

疾病对孩子生长发育的阻挠作用十分明显。

▶ （十）孩子不爱吃蔬菜怎么办

蔬菜含有丰富的维生素和矿物质，是人类不可缺少的食物。但是我们常常看到有的孩子不爱吃蔬菜，或者不爱吃某些种类的蔬菜，这种习惯怎样纠正呢？

早一点给孩子吃蔬菜，可以避免日后厌食蔬菜。从婴儿期开始，就应该适时地给孩子添加一些蔬菜类的辅助食物，刚开始可以给孩子喂一些用蔬菜挤出的汁或用蔬菜煮的水，如西红柿汁、黄瓜汁、胡萝卜汁、绿叶青菜水等，然后可以给孩子喂些蔬菜泥。到了孩子快1岁的时候就可以给他们吃碎菜了，可以把各种各样的蔬菜剁碎后放入粥、面条中喂给他们吃。

饺子、包子等带馅食物大多以菜、肉、蛋等做馅，这些带馅食物便于孩子咀嚼吞咽和消化吸收，且味道鲜美、营养也比较全面。对于那些不爱吃蔬菜的孩子，不妨经常给他们吃些带馅食物。

温馨提示：父母一定要想办法让孩子吃蔬菜、水果。

▶ （十一）婴儿口水增多的原因

口水，医学上称唾液，是口腔周围唾液腺分泌物。新生儿期唾液腺不发达，口水量少。6~7个月时，婴儿开始出牙，由于牙齿的萌出使牙床瘙痒、唾液分泌量显著增加，导致口水量多。由于婴儿口腔深度不够，神经系统发育和吞咽反射差，控制唾液在口腔内流量的功能差，所以常常流口水。这种情况应及时擦干，保持下唇皮肤干燥、清洁。随年龄增大和牙齿萌出，流口水现象将逐渐消失。

温馨提示：婴儿流口水是一过性现象，家长不必

太担心。

▶ （十二）给婴儿洗澡的注意事项

打预防针后暂时不要洗澡。宝宝打过预防针后，皮肤上会暂时留有肉眼难见的针孔，这时洗澡容易使针孔受到感染。

遇有频繁呕吐、腹泻时暂时不要洗澡。洗澡时难免

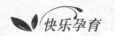
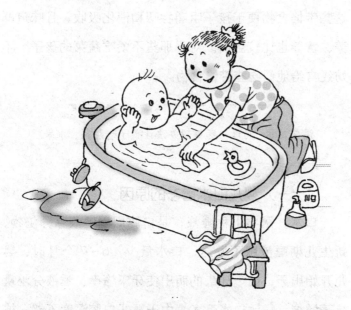

挪动宝宝，这样会使呕吐加剧，不注意时还会造成误吸呕吐物。

　　发热或热退 48 小时以内建议不洗澡。给发热的宝宝洗澡，很容易使宝宝出现寒战，甚至有的还会发生惊厥；不恰当的洗澡有时会使皮肤毛孔关闭，导致体温更高，有时又会使全身皮肤毛细血管扩张充血，致使宝宝身体的主要脏器供血不足。另外，发热后宝宝的抵抗力极差，马上洗澡很容易遭受风寒，引起再次发热，故主张热退 48 小时后才给宝宝洗澡。

　　当宝宝发生皮肤损害时不宜洗澡。宝宝有皮肤损害，如脓疱疮、烫伤、外伤等，这时不宜洗澡。因为皮肤损害的局部会有创面，洗澡会使创面扩散或受感染。

　　喂奶后不应马上洗澡。喂奶后马上洗澡，会使较多的血液流向被热水刺激后扩张的表皮血管，而腹腔血液供应相对减少，这样会影响宝宝的消化功能。其次，由于喂奶后宝宝的胃呈扩张状态，马上洗澡也容易引起呕吐。所以洗澡通常应在喂奶后 1～2 小时进行为宜。

低体重儿要慎重洗澡。低体重儿通常指出生体重小于 2500 克的宝宝。这类宝宝大多为早产儿，由于发育不成熟，生活能力低下，皮下脂肪薄，体温调节功能差，很容易受环境温度的影响出现体温波动。所以，对这类特殊的宝宝要慎重决定是否洗澡。

温馨提示：给宝宝洗澡时的适宜的环境温度为 26℃～28℃，水温在 40℃～42℃为宜。

▶ （十三）如何训练 1 岁婴儿的认知能力

1. 涂画。

从 11 个月学握笔开始，逐渐到自发地或模仿乱涂画，发展到能画出确切的笔画。

2. 认图识物。

家长对于图片及实物都要教给宝宝正确的名称，并训练宝宝能准确无误地指出大人说出的图片或物品。并能指出图中有特点的部位。

3. 认身体部位。

训练宝宝正确地指认身体部位。除了面部器官外，还要练习指认手、脚、肚子、头发、脖子等。

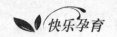

4. "1"岁了。

训练宝宝竖起食指表示自己"1"岁了。问宝宝几岁了，要求竖起食指回答，并说"1"。

5. 学认颜色。

先认红色，如瓶盖，告诉他（她）这是红的，下次再问"红色"，他（她）毫不犹豫地指向瓶盖。再告诉他（她）球也是红的，宝宝会睁大眼睛表示怀疑，这时可再取2~3个红色玩具放在一起，肯定地说"红色"。颜色是较抽象的概念，要给时间让宝宝慢慢理解，学会第一种颜色常需3~4个月。颜色要慢慢认，别着急，不要同时介绍两种颜色，否则容易混淆。

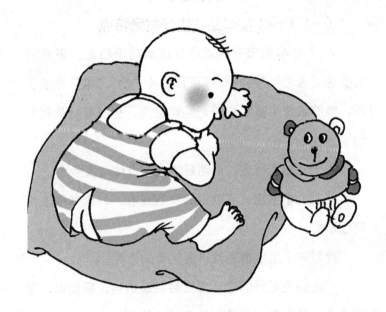

第三章　无忧无虑的幼儿时期

幼儿时期一般指 1 岁到 3 岁阶段。

宝宝一天天长大，已经从婴儿进入到幼儿时期，不再像以前那样娇嫩、难以把握。宝宝越来越成为妈妈最贴心的朋友、最亲切的伙伴。

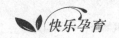

一、1～1岁半幼儿喂养

（一）1～1岁半幼儿生长发育特点

1～1岁半的宝宝体重增加逐渐趋于稳定。多数宝宝能说"爸爸""妈妈"等双音词及"给""拿"等单音词，能够表情丰富地和爸爸妈妈交流，拖拉着玩具到处跑了。

由于开始了行走，活动量增多，身体结实多了。

此时的小宝宝，喜欢自己穿衣脱衣，讨厌其他人给自己帮忙。

此时的小宝宝很喜欢得到父母的夸奖。

此时的爸爸妈妈应让宝宝接触新事物、新知识，尽情地在户外玩耍，使身体的各种机能得到充分发展，让手、脚、眼都能协调地运动。

另外，此时的宝宝对玩沙子、泥土和水以及一些他眼前的东西都感到新鲜、有兴趣，爸爸妈妈不要随意禁止，否则易造成宝宝烦闷不开心。

温馨提示：此时的幼儿特别调皮，注意防止意外伤害，防止误食异物。

（二）1～1岁半幼儿喂养特点

以一日三餐为主，软饭、面条、馒头、碎肉、碎菜、豆制品、带馅食物混合食用不仅能够满足大部分营养素的供给，还可以锻炼宝宝的咀嚼功能和消化功能。

但此期间仍需服鱼肝油和钙剂。

▶ （三）1 周岁幼儿每天应吃多少食物

幼儿必需的营养素包括水、蛋白质、脂肪、糖类、维生素、矿物质及微量元素等。

1 周岁宝宝每日需热能约为 1100 千卡，蛋白质 35 克，钙 600 毫克，铁 10 毫克，锌 10 毫克，以及各种维生素。

以上这些热能与营养素可由下面列出的食物中得到：粮食类包括粗、细粮约 100 克，肉、蛋、鱼类食物约 80～100 克，牛奶 250 克，蔬菜类约 100 克，水果 1 个，一些适当的食用油等。蔬菜中约 1/2 至 2/3 是绿叶菜及橙黄色菜（如胡萝卜、南瓜等）。

▶ （四）怎样合理安排幼儿饮食

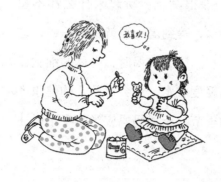

宝宝食物需多样化，经常要有鱼、肉、蛋和豆制品，以及蔬菜水果，注意营养齐全，主食适当加一些粗粮，淀粉和糖类食物不可过量，以免造成肥胖，蛋白质食物不宜吃得过多，以免消化不良、便秘，影响宝宝食欲。

食物制作时应力求小巧，注意色、香、味和形状，引发宝宝好奇心，增强食欲，辛辣调料尽量不用。

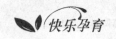

温馨提示：每天配方奶 250～300 毫升、鸡蛋 1
个、瘦肉加豆制品或猪肝、鸡、鱼肉 30 克，即可
满足 1 岁幼儿生长发育所需的蛋白质了。

▶ （五）应当注意幼儿的水分需要

幼儿不太爱喝水，爸爸妈妈不用过于着急，宝宝
体内水分的来源是多方面的，除了直接饮水，还可让幼
儿多吃一些含水丰富的青菜和水果。夏季应尽量多给宝
宝煲绿豆汤等清凉解暑的汤，自然晾凉，让幼儿随时饮
用。新鲜的蔬菜和水果中也含有大量的水分，含水量高
的蔬菜和水果（如西瓜、黄瓜、西红柿等）中水分占
95%。

幼儿 1 岁以后，一般很贪玩，玩起来什么都不顾
了，根本想不起喝水的事，等到渴极了就暴饮一顿，这
样对幼儿的身体十分不利。感到口渴时，身体的细胞往
往已经脱水了，即使是轻度脱水，也会对幼儿的健康产
生不利影响。在干燥的季节，爸爸妈妈应当每半小时让
幼儿喝一点儿水。

温馨提示：给宝宝准备一个盛水的小暖壶，随时
让宝宝喝水。

▶ （六）怎样预防幼儿微量元素的缺乏

人体必需微量元素有锌、铜、铁、锰、碘、钼、氟等。这些元素参与人体的各种生理活动和代谢过程，所以对于正处于生长发育旺盛时期的幼儿，其作用显得尤为重要。如果由于一些原因造成幼儿体内必需微量元素缺乏，不仅直接影响幼儿的生长发育，使幼儿体质下降，还会导致一些疾病的发生，对幼儿健康造成严重的影响。那么，如何预防幼儿微量元素的缺乏呢？

尽可能采用母乳喂养的方式。迄今为止，母乳仍然是无可替代的最适宜婴幼儿的天然营养品。其中不仅含有丰富多样的营养物质、酶和免疫蛋白，而且其中所含的微量元素易被婴幼儿所吸收。

养成良好的饮食习惯，不偏食、不挑食。各种食物中所含的微量元素不同，摄入多种多样的食物，既可保证摄入充足的微量元素，又可促进机体对微量元素的吸收。如果幼儿偏食、挑食，饮食单一，日久无疑会导致机体某些微量元素的缺乏。

鼓励吃粗粮。有些家长错误地认为，给幼儿吃的食物，越精细越好。食物在加工的过程中会损失很多的微量元素，而且加工得越精细，损失的也越多。所以，经常给幼儿吃精制食物，就有可能引起一些微量元素的缺乏。

▶ （七）补充微量元素的食物

1. 铁。

多吃动物肝脏、黑木耳、芝麻、黄花菜、猪血、蘑

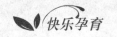

菇、油菜等。

2. 锌。

多吃鱼、瘦肉、花生、芝麻、大豆制品、粗粮、牛肉、羊肉和牡蛎等。

3. 铜。

多吃动物肝脏、坚果、芝麻、柿子、猪肉、菠菜、豆类、蛤蜊等。

4. 碘。

多吃海带和各种海味。

▶ **（八）换奶后幼儿的饮食要点**

换奶后的宝宝饮食应该已基本过渡到了肉、蛋、牛奶、粮食、蔬菜为主的混合饮食，并初具一日三餐的格局。尽管如此，奶类仍是宝宝饮食中的一个重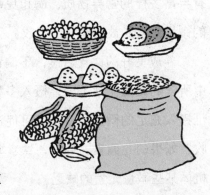要组成部分，每天应保证宝宝摄入奶250毫升以上。

主食可以吃粥、软饭、面条、馒头、包子、饺子、馄饨等。副食可以吃新鲜蔬菜（特别是橙色、绿色蔬菜）、鱼、肉、蛋、动物肝脏及豆制品，还应经常吃一些海带、紫菜等海产品。

▶ **（九）要给幼儿多吃一些粗粮**

古话说："五谷为养"，意思是粗粮有丰富的营养，搭配吃对健康有利。

谷粒经加工去壳后，谷粒最外面的一层丢失了，而这一层含有较多蛋白质、脂肪及各种矿物质、维生素（尤其是维生素 B1）。剩下的谷体中，主要成分是淀粉、维生素及含量极低的无机盐。所以，谷粒加工越精细，丢失的蛋白质、维生素及矿物质越多。平时饮食中维生素 B1 主要从米、面中获得。严重缺乏维生素 B1 会出现消化不良、四肢肌肉无力、脚气病等。

大米、玉米、面粉中赖氨酸的含量少，而黄豆、青豆等豆类中的赖氨酸含量较多。细粮、粗粮搭配吃可以起到营养素的互补作用，并且提高蛋白质的利用率。另外，粗粮、杂粮及豆类中的膳食纤维素含量丰富。纤维素能刺激胃肠道的蠕动，有促使排便、纠正慢性便秘等作用。

温馨提示：粗粮细做，改变口味，经常换花样，让幼儿喜欢吃粗粮。

▶ （十）幼儿饭量时多时少不必着急

宝宝有时吃得多，有时吃得少；有的宝宝吃得多，有的宝宝相对吃得少，对此，爸爸妈妈不必过分着急。

宝宝之间有明显的个体差异，只要宝宝每天精力充沛，生长发育良好，头脑聪明，不必强求自己的宝宝必须像别人家的宝宝那样吃多少。若宝宝某顿饭吃少了，但 1 周内饮食平衡，也无大碍。

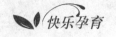

温馨提示：要是宝宝长期饮食过少，就应去找医生咨询一下。

（十一）不适于幼儿食用的食物

一般生硬、带壳、粗糙、过于油腻及带刺激性的食物对幼儿都不适宜，如酒、咖啡、辣椒、胡椒等。

有的食物需要加工后才能给幼儿食用，鱼类、虾蟹、排骨肉都要认真检查没有刺和骨渣后方可食用。豆类如花生米、黄豆以及杏仁、核桃仁等这一类的食物应磨碎或制熟后再给幼儿食用。

易产气胀肚的蔬菜，像洋葱、生萝卜、豆类以及油炸食物都要少食用。

温馨提示：建议不要让幼儿自己食用小型杯装果冻产品。

（十二）幼儿"积食"了怎么办

宝宝积食的表现：

1. 睡眠中不停翻身，有时还会咬牙，睡不安稳。

2. 胃口变小了，食欲明显不振；还常指着自己肚子说疼。

3. 鼻梁两侧发青、舌苔又厚又白，并有口臭。

4. 还伴有恶心、呕吐、手足发烧、皮色发黄、精神萎靡等症状。

可通过让幼儿服用化积口服液、保济丸、山楂丸、多酶片、食母生等解决积食问题（上述药物请在医师指导下使用）。此外，还可用温毛巾热敷腹部，妈妈温暖的手在宝宝的下腹部上轻轻地做顺时针按摩也很有作用。

温馨提示：生活要有规律，要注意有充足的睡眠，适量的运动，定时排便。

▶ （十三）怎样给幼儿食用水果

应该什么时候吃水果呢？按传统习惯认为饭后吃水果才是良好的饮食习惯。但是近来研究发现，其实这并不科学，宜将吃水果安排在饭前，因为水果通常是生吃，饭前吃可保护体内的免疫系统免受熟食的不良刺激，对免疫系统很有益。但饭前吃水果一定"限时限量"，否则会影响正常的饮食。专家建议最好在饭前1~2小时内吃，这样对水果和主食的消化都比较好。

给宝宝选用水果时，要注意与体质、身体状况相宜。舌苔厚、便秘、体质偏热的宝宝，最好给吃寒凉性水果，如梨、西瓜、香蕉、猕猴桃等，它们可败火；而荔枝、柑橘吃多了却可引起上火，因此不宜给体热的宝宝多吃。消化不良的宝宝应给吃熟苹果泥，而食用配方奶便秘的宝宝则适宜吃生苹果泥。

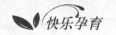

▶ （十四）怎样给幼儿食用点心

为了保证宝宝营养和能量的需求，除一日三餐和保证牛奶量外，还应添加一些点心。

这时的宝宝能用手灵巧地捏起食物，如棒状饼干，手捏很方便，塞到嘴里后味道香甜，因此大多数宝宝都喜欢吃点心。

父母不能因为宝宝高兴吃点心，就买来各种点心让他（她）吃个够，这种做法是不正确的。

宝宝爱吃点心，可以作为增进宝宝生活乐趣的一种调剂品。但要注意的是，含糖多的点心往往会导致龋齿；夹心点心中奶油、果酱、豆沙，有时会造成细菌繁殖，引起腹泻、消化道感染，同时过多吃点心，会影响食欲，不利于良好饮食习惯的形成。

因此，宝宝吃点心也应该定时定量，不能随时都喂。一般在上午 10 点、下午 3 点左右比较好。注意，不能让宝宝吃耐饥的点心，否则会影响下一餐的进食。

温馨提示：父母在选购点心时，不要选太甜的点心，如巧克力、糖果等。

▶ （十五）适合幼儿饮用的饮料

第一是矿泉水。矿泉水是天然物质，含有儿童需要的盐类，是一种很好的饮料，但必须是合格产品。一些人工矿化水，其中常常带有有害物质，如铅、汞、镉、铍等等，不能让宝宝饮用。

第二是橘子汁、番茄汁和山楂汁等。这类饮料含有大量的维生素 C 且含有丰富的钠、钾等矿物质类，还有利尿作用，用新鲜橘子自制果汁，再用凉开水稀释后饮用，最为卫生有益。

第三是用金银花、红枣皮、绿豆花、扁豆花、杨梅等煮成汤，加一点糖，是夏季消暑解毒的好饮料。

温馨提示：含碳酸的饮料如可乐、雪碧等不宜喝。

▶ （十六）哪些症状表明幼儿缺钙

儿童尤其是婴幼儿正处于生长发育的快速阶段，对钙的需求也相应较大，因此，自宝宝出生后就需要不断提供充足的钙，才能保证其正常的生长发育。

宝宝轻度缺钙可表现出以下一些症状，如烦躁、好哭、睡眠不安或易醒、易惊跳、多汗、枕部脱发圈、出牙晚等。

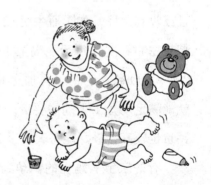

缺钙严重者可引起佝偻病，甚至引起各种骨骼畸形，出现如方颅、肋骨外翻、鸡胸或漏斗胸、O 形腿或 X 形腿等现象。此外，还可出现肌张力低下、运动机能发育延迟、大脑皮质功能异常、表情淡漠、语言发育迟

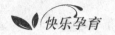

缓、免疫力低下等。

这些症状也可出现于维生素 D 缺乏的幼儿。

宝宝缺不缺钙，首先要分析宝宝的膳食，了解宝宝的膳食中获取钙的量是否充足，其次要了解宝宝的外在表现。

▶ （十七）幼儿怎样补钙

人体对钙的需求是随年龄、性别、生理状况的不同而有所差异的。1～6 个月，母乳喂养儿为 300 毫克／日，人工喂养儿为 400 毫克／日；6～12 个月，400 毫克／日；1～4 岁，600 毫克／日。

在日常生活中，钙的主要来源还是通过食补，即多摄取富含钙的食物，如牛奶及奶制品，大豆及大豆制品、虾皮、虾米、芝麻酱等。对所有的幼儿而言，每天都要食用奶类食物，因为奶类和奶制品含钙量丰富，而且吸收利用好，如 1 瓶牛奶 (220 毫升) 的含钙量约 200 毫克左右，要是每天能喝上 1～2 瓶鲜牛奶，就可得到 200～400 毫克的钙，再加上其他食物中的钙，合起来就能满足幼儿 1 天的需要量。另外，豆类及豆制品的含钙量也较高，最好能每天食用 25～50 克。

有的宝宝从妈妈的怀孕到宝宝出生就不间断补钙，但要防止进入补钙误区。补钙过多的儿童通常早期长得较快，但容易导致骨骺较早愈合，到青春期就长不动了，有可能比同龄人还矮。事实上，为幼儿搭配营养均衡的饮食，从小纠正偏食、挑食习惯比营养补充更重要。确需补钙时，应在医生的指导下适量、合理补充。

温馨提示：不爱喝纯牛奶的孩子，可以改喝酸奶。

▶ （十八）幼儿怎样补充维生素 C

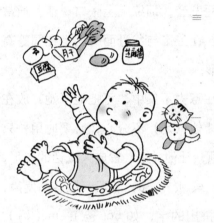

吃水果是补充维生素 C 的最好方式，如橙子、猕猴桃、橘子等都是富含维生素 C 的水果。不过，维生素 C 遇到空气很容易发生氧化，且在加工的过程中很容易遭到破坏。因此制作果汁时，尽量减少加工程序，以"现做、现喝"为原则。

刚开始为幼儿添加果汁时，先以 1：1 的比例加凉开水稀释，再逐渐增加浓度。对于市售的果汁应该选择营养价值较高的纯果汁，添加方式也应该由稀到浓。

温馨提示：最好在餐后喂食果汁，因为维生素 C 有助于钙质、铁质的吸收，营养吸收效果会更好。

▶ （十九）如何训练幼儿张口说话

1 岁多的宝宝开始"呀呀"学语了，如果过了 1 岁

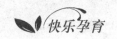

宝宝还不会张口说话，父母往往非常着急。学说话这个过程确实相当复杂，既有宝宝想说话的意图与内容的组合，又有各发音器官肌肉协调运动的组合。

怎样训练宝宝张口说话呢？宝宝学说话需要有一个良好的语言环境，家里人要多跟他说话，并且通过游戏尽量使他情绪愉快而发音。训练宝宝张口说话，通常采用的是发音练习法。让宝宝与父母面对面坐在同等高度，注意看父母的口形。

如果宝宝多动，注意力不集中，可把他（她）放在腿上与你的脸很近，让他（她）不分心，必要时用一只手固定他（她）的下颌，让他（她）看成人说话的口形。首先开始练习（a、o、e、i、u、ü）练习一些容易发声，然后练习辅音与元音拼出的字，如 ba(爸)、ma(妈)、nai(奶)等。在教宝宝发音的同时，父母可帮助他（她）体会声音是从哪儿产生的。比如，发"妈"音时，帮助他（她）把手放在成人的嘴唇和鼻子上，感觉发音时这个位置上发生的振动。然后鼓励他（她）发"妈"音，并把他（她）的小手放在自己的嘴和鼻子上来体会同样的感觉。

▶ （二十）怎样给 1 岁半的幼儿安排活动

1 岁半的宝宝，白天应睡 2 次，每次 2 小时，夜间应睡 10 小时，昼夜应睡 14 小时。此时宝宝消化功能尚不完善，两餐间隔大约 4 小时。

每天应安排活动及游戏约 3~4 小时，动静结合，活动量要适当。

1岁半的宝宝一日生活大致可以这样安排：

6：00～7：00　起床、坐便盆、洗脸

7：00～7：30　早餐

7：30～8：30　室内外活动、游戏

8：30～10：30　喝水，第一次睡眠

10：30～11：00　起床、坐便盆、洗脸

11：00～11：30　喝水、游戏

11：30～12：00　午餐

12：00～13：00　游戏、活动

13：00～15：00　第二次睡眠

15：00～15：30　起床、坐便盆、洗脸

15：30～16：00　午后点心

16：00～18：00　游戏、户外活动

18：00～18：30　洗手、晚饭

18：30～19：30　室内活动

19：30～20：00　洗浴、小便、准备睡眠

20：00～次日晨6：00　夜间睡眠

（二十一）多吃蔬菜远离疾病

蔬菜，不仅是必需的营养素的来源，还具有防病治病功能。含胡萝卜素的胡萝卜、菠菜、荠菜可以补肝明目，治疗夜盲症；辣椒、西红柿和绿菜

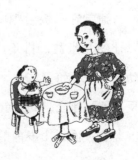

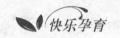

花，可治贫血；茄子可以保护细小血管；豆类、黄花、木耳能增强骨骼和牙齿；富含纤维素的芹菜、韭菜能促进肠蠕动，防止便秘。所以，父母应为宝宝选择品种多样的蔬菜，保证幼儿远离疾病。

▶ （二十二）怎样培养幼儿良好的大小便习惯

培养幼儿大小便的习惯，掌握排便的规律很重要。

宝宝3个月时较新生儿的排便次数显著减少了，此时应在睡前、醒后、哺喂后15～20分钟左右练习把屎把尿。大人可抱幼儿蹲下，口中发出"嘘嘘"的声音即把尿，发出"嗯嗯"的声音即把屎，天天重复，使宝宝形成条件反射，初步掌握大小便的规律。

4～5个月时，由大人扶着练习坐在便盆上，大人再发出"嗯嗯"的声音，使之成为让幼儿排便的信号。

到8～9个月，可在幼儿已经学会坐的基础上，让幼儿自己坐在便盆上大小便，但不要允许宝宝坐着便盆玩或者吃东西，每次坐盆一般不要超过10分钟。

细心的家长应该仔细发现幼儿排便前的各种表示，如发出声音、眼睛瞪大、发呆、用劲等，及时抓着这个机会让他（她）坐盆。

通常在早饭后10分钟以内容易有大便感，家长可以让幼儿坐盆，排不出来也不要紧。10分钟后，就让幼儿起来，每天如此，一般训练一星期后，排便的条件反射即可建立，幼儿就会定时排便。

在夜间，1岁前的宝宝要系尿布睡觉。1岁半后夜间可叫尿 1～2 次，养成晚上临睡前 1 小时不要喝水，上床前先小便的习惯。待到 3 岁左右，随着神经系统的逐渐健全，幼儿的控制排尿能力增强，能提醒自己醒来排尿，就不会尿床了。

二、1 岁半～2 岁幼儿喂养

（一）1 岁半～2 岁幼儿生长发育特点

此期的宝宝处于生长旺盛时期，体内需要各种营养物质比较多，因消化系统发育尚不成熟，如喂养不当，极易引起消化不良，如病原菌随污染食物进入肠道，很容易出现肠道感染。父母应培养宝宝吃各种各样的食物，使宝宝得到均衡营养。另外，因为呼吸系统的防御机能不完善，免疫球蛋白水平比较低，容易患流感、气管炎或肺炎等呼吸系统疾病。

此期的宝宝非常爱说话，整天叽叽喳喳说个不停，表现得积极主动。这时期最大的特点是学会说简单句子，一般由 3～5 个字组成，如说"妈妈上班""宝宝吃饭"。有时语句不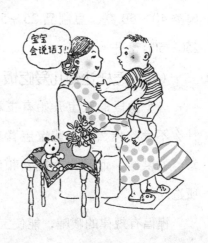完整，句子只有谓语和宾语，没有主语，如说"买糖糖""没有娃娃"。在接近两岁时，幼儿语句中出现了少

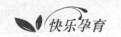

量的复合句，如"妈妈给我笔""明明画画"等。

▶ **（二）1岁半～2岁幼儿膳食安排要点**

1岁半～2岁的宝宝，饮食正逐渐开始向成人饮食过渡，因此食物的选择范围也将逐渐扩大，食物也逐渐以混合食物为主。此时应该让宝宝少吃多餐，在三餐的基础上，在下午给宝宝加一餐点心，但点心要适量，不能过多，与晚餐的时间不要太近，以免影响食欲。点心要少而精，控制高热高糖的食物。也不要随意给宝宝零食，否则，会造成宝宝营养失衡。

1岁半～2岁的宝宝可以多吃些蔬菜和水果，如西红柿、胡萝卜、油菜、柿子椒等，不能以水果代替蔬菜，每天蔬菜和水果的摄取量为150～250克。

肉类、鱼类、豆类、蛋类中含有大量优质蛋白，可多为宝宝提供这样的食物。此时的宝宝，每天可摄取肉类40～50克、豆制品25～50克、鸡蛋1个、牛奶250～500毫升。

▶ **（三）怎样让幼儿爱吃饭**

这个阶段的宝宝开始有主意，开始决定自己爱吃什么不爱吃什么。有些宝宝营养不良，不是因为没有营养的供给，而是由于挑食和偏食等不良的饮食习惯所造成。

提倡有规律的喂哺，能使宝宝较快适应定时定量的饮食习惯，符合宝宝的消化功能。

按时添加辅食，能使宝宝逐步适应各种食物，避免养成偏食和挑食的坏习惯。

怎样让宝宝感到吃饭是件有意思的事呢？

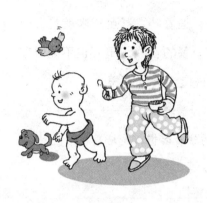

在 6～7 个月的时候，如果宝宝拿一块饼干或一小节香蕉，尝尝、闻闻，同时还涂抹得到处都是，大人不要限制他（她）的动作，只要准备一条毛巾，随时给他（她）擦干净就行了。1 岁以后宝宝会吃饭了，给他（她）一个小碗和小勺，让他（她）自己吃，即使洒得到处都是，家长也不要太在意，让他（她）自己吃就好了。

让宝宝的食谱丰富多样，避免他（她）因厌倦而不肯吃。比如将蔬菜做得五彩缤纷，幼儿自然会胃口大开。

如果宝宝不想吃，就暂时把食物拿开，而不要逼着他（她）吃，别放弃，多尝试几次会成功的。

还可以蒙上宝宝的眼睛，给他（她）吃东西，再让他（她）猜猜吃的是什么，让宝宝开心地吃下去。

过量的食物很可能一下子就让宝宝没有了胃口，尽量把食物做成小份的，一份吃完了再给一份，让宝宝有期待。

还有，让宝宝和爸爸妈妈一起做饭，这样可以提高他（她）对吃饭的兴趣。

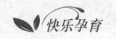

如果宝宝说他饿了，最好马上让他（她）吃到东西，因为宝宝很可能在等待的过程中被其他东西所吸引，而失去吃饭的兴趣。

不能为了让宝宝吃饭，追着喂，甚至一喂就是2个小时，这样会影响宝宝下一餐的食欲。千万也不能以零食代替主食，这样容易造成宝宝食欲不振。

温馨提示：培养良好的饮食习惯，是培养良好生活习惯的重要组成部分。

▶ （四）幼儿饮食要适量

任何食物都要适量，适当的量才能既满足生长发育需要又不至于产生不良反应。

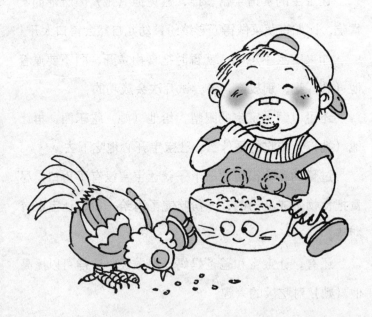

吃得多，产生的热能就多，消耗不了的热能转化为脂肪积聚在体内，会造成热能过剩而肥胖。肥胖幼儿大多反应迟钝、懒动、嗜睡，身体抵抗力低，容易患感染性疾病。吃过多的食物，不能被完全消化吸收，往往会出现呕吐、腹泻的现象，造成胃肠功能紊乱。

▶（五）吃瓜果要注意洗净削皮

瓜果的香味、甜味易招惹蝇虫叮咬，在生长、采摘和运输的过程中，又容易受病菌、寄生虫和农药的污染，表皮、果壳上常常带有病菌、寄生虫或残留的农药。幼儿免疫功能低下，易引起疾病，如急性胃肠炎、蛔虫病和农药中毒等。

吃水果时，水果要用水冲洗，削皮后再吃。不能削皮的水果，如葡萄、红枣，先洗干净，或用 80℃ 的热水浸泡 3~5 分钟，或用淡盐水泡 10 分钟，取出后用冷开水洗干净再吃。

在买水果或者蔬菜时，让宝宝自己做出选择，宝宝肯定会更乐意吃自己选的东西。

温馨提示：宝宝吃水果前要洗干净手，不吃腐烂水果，不可过量食用水果。

▶（六）幼儿不宜多吃巧克力

虽然巧克力的热量高，但它所含营养成分的比例不符合宝宝生长发育的需要，宝宝生长发育所需的蛋白

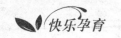

质、无机盐和维生素等，在巧克力中含量均较低。

巧克力中所含脂肪较多，在胃里停留的时间较长，不易被宝宝消化吸收。

吃巧克力后容易发生饱腹感。如果宝宝饭前吃了巧克力，到该吃饭的时候就会没有食欲，可过了吃饭时间后他（她）又会感到饿，这样就打乱了正常的生活规律和良好的进餐习惯。

宝宝的生长发育需要各种营养素均衡的膳食，如肉类、蛋类、蔬菜、水果、粮食等，这是巧克力无法替代的。食物中的纤维素能刺激肠道的正常蠕动，而巧克力不含纤维素。

另外，巧克力吃多了容易在肠胃内反酸产气而引起腹痛。

▶ （七）给幼儿做的食物为什么不可太咸

体内钠升高的同时，钾的含量则相应降低，而钾缺乏时肌肉就无力，持续的缺钾将导致心脏衰弱，甚至因心跳停止而死亡。

食物太咸则会使幼儿体内的钠增加。由于幼儿肾脏发育尚未成熟，不能将体内过多的钠排除，加重了肾脏负担。时间长了，幼儿体内的代谢产物就不能正常地排出体外，使肾功能衰退，出现各种病变。

不要以成人口味烹调幼儿饮食，幼儿的饮食宜清淡。

温馨提示：家庭吃盐注意购买加碘盐。

▶ （八）幼儿多吃猪肝好吗

100 克猪肝约含有蛋白质 21.3 克、铁 25 毫克、维生素 A8700 国际单位。与 100 克瘦猪肉比较，后者的蛋白质为 9.5 克、铁 1.4 毫克、维生素 A 为零。其中蛋白质是构成人

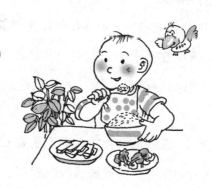

体的重要物质基础。铁是制造血红蛋白的原料，可起到治疗和预防贫血的作用。维生素 A 与眼睛的正常视力有密切关系；与体表和体内的上皮细胞的形成和功能有关；又与糖蛋白的合成有关，免疫球蛋白也是糖蛋白的一种，缺乏维生素 A 后，可影响人体的免疫功能。

可见猪肝确实是儿童所需要的营养食物。但烹调方法要注意宝宝的消化能力，婴儿吃可以做成肝泥，幼儿可吃卤猪肝、溜肝尖等。猪肝虽好也要适量吃，每周吃 2～3 次即可。

▶ （九）吃菠菜能治幼儿贫血吗

为预防宝宝贫血，必须在出生后 4 个月开始添加含铁丰富又易于吸收的食物，如动物肝脏、鸡蛋黄、动物

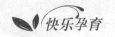
血（猪血、鸡血）豆腐类、芝麻酱、蔬菜水果等。

治疗缺铁性贫血必需补铁。菠菜属于植物，所含的是非血红素铁，这种铁必须先被溶解、游离、还原为二价铁离子方能被吸收。它的吸收受很多因素影响，碱性溶液、肠液、胆汁，以及植物中的植酸、草酸、鞣酸（茶和咖啡中含有）及纤维素等都会妨碍其吸收。因此，植物性食物中的铁的吸收率较低，仅为 1%～7%，而菠菜只有 2%。可见光靠吃菠菜来治疗贫血，效果不是很好。

植物性食物中含有维生素 C，鱼、肉、鸡等动物性食物中存在促进铁吸收的物质。将含有这些有利于铁吸收物质的食物与菠菜同时烹调，作为贫血儿童的膳食，则是可取的。如菠菜鱼肉丸子汤、猪肉菠菜馅饺子等，能较好地预防和治疗贫血。

▶（十）常给幼儿吃点芝麻酱

芝麻酱既是调味品，又有其独特的营养作用。芝麻酱含有丰富的蛋白质、铁、钙、磷、核黄素和芳香的芝麻酚，这些物质都是儿童身体生长发育所需的营养要素。

100 克纯芝麻酱含铁比猪肝高 1 倍，比鸡蛋黄高 6 倍，可以纠正和预防缺铁性

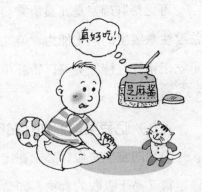

贫血。100 克芝麻酱中含钙 870 毫克，仅次于虾皮。食入 10 克芝麻酱相当于摄入 30 克豆腐或 140 克大白菜所含的钙。所以，经常给儿童吃点芝麻酱对预防佝偻病以及骨骼、牙齿的发育，都大有益处。另外，芝麻酱所含蛋白质比瘦肉还高，质量也不亚于肉类。

温馨提示：虽然芝麻酱的进食量不会很多，但只要经常吃，也不失为增加蛋白质的一种好办法。

▶ ### （十一）骨头汤并不是最佳补钙食物

一些父母为了增加幼儿的营养和钙质，经常煲骨头汤给幼儿喝，以帮助幼儿的骨骼成长，防止佝偻病。这样做能不能达到效果呢？骨头汤的营养价值究竟怎样呢？先从钙质角度来看，骨头汤只能提供少量的钙质，相比之下，吃豆腐或牛奶会是更佳的选择。而且骨头汤除钙质不多外，它的脂肪含量却很高。据专家测定，在撇油前，每 100 克猪脊骨汤含 3.5 克脂肪。多喝骨头汤会对心脏产生不良影响，因此父母应适当给幼儿喝骨头汤。

温馨提示：不宜完全依赖骨头汤补钙。

▶ ### （十二）为幼儿选择合适的玩具

1 岁以后的幼儿尤其喜欢登高爬低、抓东抓西。这

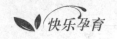

个年龄的幼儿应选择什么样的玩具呢？幼儿虽然学会走路了，但还走不稳，最好能有个拖拉玩具，伴他（她）前走、侧身走及向后退着走，以锻炼他（她）走路的平衡性和灵巧性。

皮球是幼儿非常喜爱的一种玩具。除颜色外，球的滚动和蹦跳极大地调动了幼儿追逐、抓握、抛扔的兴趣，与成人之间相互滚球又能让幼儿学习与人交往的方式和技巧。

在精细动作训练方面，可买些简单的积木玩具，帮助幼儿手指肌肉的发育，协调手眼动作的准确性，以及培养他（她）的想象力和创造力。

绘画用的纸、笔，认识物体之间关系的套碗、小桶、小铲、带盖的瓶子，发展语言需用的图画书等，也是必不可少的。

当然，玩具不一定都要去购买，家里的棋子、小药瓶、自制的沙包，都是幼儿非常喜欢的玩具。

父母的任务不仅是提供这些玩具，而且应参与幼儿的游戏，带他（她）一起玩耍，这才是幼儿最渴望的。

▶ （十三）幼儿夜间磨牙的原因有哪些

锻炼咬合：以增加牙齿的磨动来锻炼咬合，如果情况不严重，不会影响健康。

精神因素：白天过于紧张或入睡前兴奋过度，致使入睡后神经系统仍处于兴奋状态，颌骨肌群紧张性增高而引起磨牙。

肠道寄生虫：一部分宝宝磨牙是由肠道寄生虫引起的。最常见的是蛔虫和蛲虫，它们寄生于体内，释放毒素，引起诸如腹痛，消瘦、烦躁、肛门瘙痒等一系列症状，磨牙也是症状之一。

佝偻病：部分佝偻病患者夜间会出现磨牙，同时还伴有夜惊夜啼、多汗烦燥等症状。这是由于体内钙质缺乏引起的。

消化不良：晚餐进食过饱或临睡前加餐，致使消化系统负担过重，入睡后胃肠道仍在不停工作，咀嚼肌也随之一起运动而导致磨牙。

温馨提示：磨牙需找原因，对症治疗。

▶ **（十四）给孩子一个安睡的床**

有人提出从宝宝一出生，就让宝宝独自睡；有人认为让宝宝一个月后独自睡。无论怎么样，让宝宝独自睡，都是符合科学要求以及安全要求的。为此，给宝宝一个合适的床，就成为了一个重要的事情。

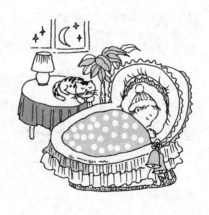

安睡的床一定要从实用性和安全性上去选择，让宝宝在享受舒适

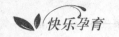

的床上用品的同时，确保身体健康。

褥垫：褥垫最好选择用平整较挺实的材质制作的。过于松软的褥垫不利于宝宝脊柱的发育，而且在宝宝翻身俯卧时，易堵住宝宝的嘴和鼻子，引起窒息的危险。

床围：床围可以起到很好的保护作用。对于刚学会爬或站的婴儿来说，高厚的床围可以保护宝宝的头或肢体不会直接磕碰到床的护栏上。有些床围还带有图案装饰，让宝宝在小床上玩时还可以锻炼观察力。但需要注意床围的系带处要系结实，留头不可过长，以免宝宝抓玩时造成危险。还要注意不要让宝宝把床围当成垫脚石向外爬，以免宝宝爬出床外摔伤。

床单：床单宜选用纯棉材质，颜色以素色淡雅为主。婴幼儿的皮肤尚未发育完善，易受外界影响，有刺激、粗糙的织品都会对宝宝的皮肤造成伤害，所以最好选用天然材质，在染色上无毒无刺激作用。使用时，无论新旧的床上织品都要用开水洗烫，在阳光下晒透后才能使用。选择在四角设有系带的床单，系在床的四角，床单就不会随宝宝扭动而乱成一团。为了防止床垫、褥垫被尿湿，需在床单下垫一层隔尿巾。

被子：被子以柔软、通气性好的新棉被为佳。给宝宝最好用轻、薄、透气、易包裹的小被子，这样盖着舒服，用它来包裹宝宝也很方便。对于夜晚有踢被习惯的宝宝，最好选择睡袋型的棉被。羽绒被是不适合初生宝宝的。

枕头：长到 3～4 个月的宝宝，颈部脊柱开始向前弯曲，这时可用 1 厘米高的枕头。长到 7～8 个月，宝宝开始学坐，胸部脊柱渐渐向后弯曲，肩也发育增宽，这时应用 3 厘米高的枕头。过高或者过低，都不利于睡眠和身体正常发育。面料要以纯棉、丝、麻等天然材质为宜，填充物可选择荞麦皮、桑蚕丝、茶叶等天然原料，也可为丝棉等。

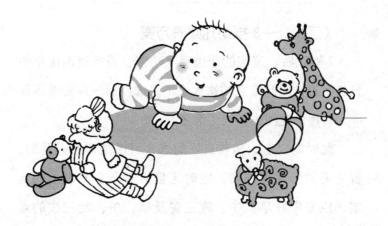

▶ 三、2～3 岁幼儿喂养

▶ （一）2～3 岁幼儿发育特点

这个时期幼儿的运动能力越来越强了。由于活动量增大，宝宝的肌肉变得结实而有弹性，已经具备良好的身体平衡能力，并会拍球、抓球和滚球，但是仍难以接住球。能摆弄一些大纽扣、按扣和拉链。能将水和米从一个杯倒入另一个杯中，而且很少洒出来。还能够自己

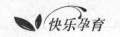

开关水龙头洗手洗脸。

宝宝的提问也更多了，他（她）对新鲜事物的探索精神常让你疲于应付。从爱问"为什么"，到现在提出"是什么""在哪儿""怎么样"等更深的问题，这说明宝宝的求知欲已经很强烈，爸爸妈妈可不要嫌麻烦。

温馨提示：这个时期幼儿的问题很多，家长可不能嫌烦。

▶ （二）2～3岁幼儿喂养方案

2岁以后，宝宝的牙齿咀嚼功能、胃肠道消化功能日趋完善，因此宝宝的饮食也不必像以前一样要做得很碎，食物的范围也扩大了很多。

此时的宝宝，培养良好的进食习惯是非常必要的。首先要做到规律进餐，定时定量。对于2岁以上的宝宝，应安排好早、午、晚三餐及早、午、晚三次的点心。其次不要让宝宝养成挑食、偏食、吃零食的习惯，保证均衡的饮食结构。除此之外，一定要锻炼宝宝的动手能力，自己用勺、碗吃饭。

在宝宝开始逐渐适应正常的饮食后，父母要培养宝宝良好的咀嚼习惯。有些时候宝宝由于迫不及待地往嘴里塞食物，不怎么咀嚼就下咽。父母需要耐心地教宝宝咀嚼食物，不能急躁。在喂食宝宝的时候，要刻意拉长两口饭菜的间隔时间，让宝宝有充足的咀嚼时间。

温馨提示：宝宝吃饭忌狼吞虎咽。

（三）如何让幼儿多吃蔬菜

随着社会经济和文化的发展，越来越多的家长开始重视幼儿的饮食质量，大部分家长都能给幼儿提供足够的高蛋白质及高热量的食物，如鸡、鱼、牛奶、肉、豆制品等。相比之下，价格低廉、富含多种维生素的蔬菜则没有引起家长足够重视。所以，我们提倡让宝宝多吃蔬菜，并且要让他们喜欢吃蔬菜。

将蔬菜切碎剁烂，放在肉馅里，制成饺子或包子，还可以做成菜团子或馅饼，鼓励幼儿食用。还可以把蔬菜切成小块，拌在米饭中或者酱汁里。

生熟搭配。有些蔬菜可以生吃，避免维生素的破坏或流失。如宝宝不喜欢吃煮熟的胡萝卜或黄瓜，可以给他（她）吃生的。

荤素搭配，取长补短，能增加幼儿的营养，有益于儿童健康。如有的幼儿不爱吃胡萝卜，可以做成猪肝胡萝卜汤等。

（四）让幼儿多吃富含膳食纤维的食物

富含膳食纤维的食物是我们生活中不可缺少的食物。如果在日常生活当中，吃的粮食过于精细，也可造成某种或多种营养物质的缺乏，引起一些疾病。因此，在人们生活水平不断提高的同时，要注意富含膳食纤维

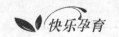

的食物的摄入。

富含膳食纤维的食物主要含在粗粮和蔬菜中，粗粮有玉米、黄豆、小米、绿豆、蚕豆等；蔬菜有油菜、黄花菜、韭菜、芹菜、香椿、芥菜等。此外，海带、黑木耳、蘑菇中膳食纤维含量也较高。

温馨提示：给幼儿做富含膳食纤维的食物时，要做得细、软、烂，便于幼儿咀嚼、消化。

▶ （五）怎样让幼儿消化功能好

宝宝不想吃，吃得不多，归根到底还是消化不好。那么如何才能改善肠道功能，提高吸收能力呢？这主要取决于幼儿肠道益生菌如双歧杆菌、嗜乳酸杆菌、肠球菌等数量的多少。益生菌能帮助肠道加快食物的消化吸收，维持肠道正常运动，促进人体免疫力提高，保持肠道菌群的平衡。一旦没有足够的益生菌，肠道菌群就会发生紊乱，从而引发各种各样的胃肠道疾病，如腹泻、食欲不振、消化不良等。微生态制剂治疗肠胃道疾病的原理就是直接补充益生菌，抑制有害菌，纠正胃肠道菌群紊乱，维护体内微生态平衡，确保胃肠道健康。

温馨提示：常用的微生态制剂有妈咪爱、丽珠肠乐、金双歧、咪雅莉、乳酸菌素等。

▶ （六）让幼儿正确吃零食

零食对儿童能量、营养素有补充的作用。所以，对幼儿来说，零食不是不可以吃，而是要把握好度，有所选择。

大多数幼儿都喜欢吃颜色鲜艳、形状有趣的零食，如：水果、饼干、糖果、甜点和膨化食物等。当前大部分家长在为幼儿选择零食时，都是依照幼儿的意愿，以口味、颜色、包装、广告宣传为依据进行购买，而忽视了其补充能量和营养素的功能。

正确地吃零食，一是在量上不宜过多，适可而止。因为过多的零食会影响正餐的食欲。二是注意品种的选择，最好是高营养、低糖的食物。三是时间要合适，零食应安排在两餐之间或大运动量的活动之后，这样能起到补充营养的作用。

温馨提示：在正餐前、临睡前则不宜吃零食。

▶ （七）幼儿厌食及其预防

幼儿厌食有许多原因，一些疾病如缺乏锌、铁等微量元素，咽喉慢性炎症所致的局部疼痛和不适感使宝宝厌食。

过敏性厌食也是最易被忽视的，因为这种过敏反应不一定都会有皮疹、潮红等典型症状，大多数仅有轻重不同的胃肠不适、疲乏、烦躁等表现，要矫治疾病引起

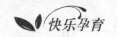

的厌食应先治疗疾病。

另外，幼儿期的宝宝不再像婴儿期那样一饿就要吃。当他们的情绪还集中在某件事上时，如玩玩具正在兴头上，是不会因为开饭时间到了而主动进食的，长此下去就会出现严重厌食。这就需要在满足其兴趣之后再诱导进食，并指出不定时进食的危害。对有不按时进餐习惯的幼儿，应在餐前让他们参与择菜、抹桌子之类事情。而幼儿过度游戏后的疲劳，也会引发厌食，故进餐时间和膳食质量都必须有规律。

温馨提示：宝宝进餐时间和膳食质量都必须有规律。

▶ （八）养成幼儿良好的饮食习惯

良好的饮食习惯需要父母们的耐心与细心，习惯的形成不是一朝一夕的，但持之以恒地从以下几个方面努力，就能够培养出孩子好的饮食习惯。

1. 防止挑食偏食。

2. 尽早教会幼儿独立进餐，促进幼儿进食的积极性，避免依赖性。

3. 定时进餐，适当控制零食，让幼儿感到肚子饿想吃饭。如果零食不断，势必造成消化功能紊乱。

4. 节制冷饮和甜食与点心。

5. 饭食要适合幼儿食用，力求食物烹调适合幼儿的生理、心理特点。

6. 起居要有规律，注意有充足的睡眠，适量的运动，定时排便。

（九）幼儿不宜多吃的食物

1. 橘子。

橘子一天不宜多于 4 个。

2. 果冻。

果冻不是用水果或果汁加糖制成的，吃得过多会影响脂肪、蛋白质及微量元素的吸收。另外，食用果冻时容易造成宝宝窒息。

3. 糖精。

我国规定在病人和儿童食物中不得使用糖精。

4. 浓茶。

浓茶容易造成人体缺铁。儿童缺铁会发生贫血。

5. 人参。

目前，市场上有很多种人参食物，如人参糖果、人参麦乳精、人参奶粉、人参饼干以及人参蜂王浆等。人参有促进性激素分泌作用，儿童食用人参会导致性早熟，严重影响身体的正常发育。

6. 爆米花。

爆米花含铅量很高，常吃爆米花极易发生慢性铅中毒，引起食欲下降、腹泻、烦躁、牙龈发紫以及生长发育不良等现象。

7. 方便面。

方便面含有对人体不利的食用色素、防腐剂等，常吃

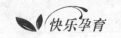

或多吃容易造成儿童营养失调，影响生长发育和身体健康。

▶ （十）吃什么有助幼儿长高

这个世界上还没有一种所谓可以"长高"的完美食物，但有不少有助长高的食物。这些食物就存在于我们的日常饮食中，像鱼类、瘦肉、蛋类、牛奶、豆制品、动物内脏以及新

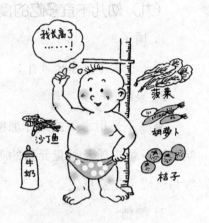

鲜水果、蔬菜等均富含蛋白质、矿物质、维生素等，都有利于幼儿身高的增长及大脑的发育。所以，均衡的饮食、充足的营养是长高的前提。

温馨提示：特别推荐 5 种增高食物：牛奶、沙丁鱼、菠菜、胡萝卜、橘子。

▶ （十一）幼儿感冒、发热吃什么

幼儿感冒、发热，不能获得足够的康复身体所需的能量，容易使病情加重。所以，为这些病童选择既容易进食，又利于消化吸收的食物很重要。

注意水分的补充。感冒发热会使病童体内的水分消耗得比平时快很多，如果水分摄取不足，较易出现脱水。父母一定要鼓励病童进食流质食物，如牛奶、米

汤、果汁、清水等，可以少吃多餐，保证足够的水分。

注意碳水化合物的补充，避免血糖过低。病儿因食欲不佳，体内往往缺乏碳水化合物，容易造成血糖过低，疲乏无力，甚至出现昏迷、抽搐的现象。五谷类食物如米粥、麦片等是碳水化合物的主要来源，还有豆浆、果汁、葡萄糖水等。

食物要能促进食欲。病儿的饮食可以比平常稍稍味重一些，一些传统的调味配菜如梅菜、大头菜等有很好的增进食欲功效；味美香浓的瘦肉粥、大头菜蒸鱼等也往往能提高病童的食欲。

温馨提示：感冒时不宜进食高蛋白和高脂肪的食物，尤其是动物性脂肪如肉类和奶类等。

▶ **（十二）哪些食物对幼儿有健脑作用**

1. 牛奶。

牛奶及其制品含有丰富的优质的蛋白质，神经系统的功能与摄入蛋白质的质和量密切相关。在幼儿时期，蛋白质供应不足，会使脑细胞数量减少，从而影响智力发育。

2. 鱼类。

鱼体中含有的DHA（二十二碳六烯酸，俗名脑黄金）对人类来说是一种不可缺少的必需脂肪酸，DHA有增强记忆能力的作用，吃鱼可以补充DHA。

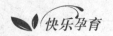
3. 豆类和瘦肉。

豆类是提供优质植物蛋白、对大脑有高营养价值的食物，黄豆、豌豆和花生等可提供不饱和脂肪酸及大脑活动所需的葡萄糖等。

4. 粗粮、蔬菜和水果。

粗粮、蔬菜和水果可以为人体提供各种矿物质和维生素，其中的维生素 A 和 B 族维生素是脑力活动不可缺乏的重要物质。

总之，父母一定要好好利用这些健脑食物，让幼儿更聪明。

温馨提示：核桃也是较好的健脑食物。

▶ （十三）培养幼儿良好的卫生习惯

养成良好的卫生习惯，有益于幼儿身心的健康成长，并可预防一些皮肤病、寄生虫病、胃肠道疾病、传染病的发生。

洗手、洗脸：要让幼儿养成早晚洗手洗脸，外出回家、吃东西前洗手的习惯。还要教育幼儿饭前、便后主动洗手，弄脏手、脸后随时洗净。

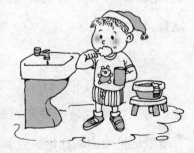

漱口、刷牙：幼儿 2 岁时，开始用凉开水漱

口，2～3岁时让其饭后漱口，开始学刷牙，早晚各1次。应教会幼儿刷牙时顺着牙缝上下刷，由外侧到内侧。这样才能刷掉残留在牙缝中的食物，保护牙齿，预防龋齿。

洗澡、洗脚：大多数幼儿都比较喜欢洗澡。大人帮助其洗澡时，动作应轻柔、敏捷，注意不要把肥皂沫弄到幼儿的眼、鼻、耳中，水温要适宜，勤换内衣裤。

勤理发，勤剪指甲：幼儿的头发以整洁、大方为宜。指甲长了，藏污纳垢，很不卫生，也容易抓破皮肤，应定期给幼儿修剪。

擦鼻涕：大人给幼儿擦鼻涕时，动作要轻，以免引起幼儿的反感。1岁半的幼儿家长应提醒他（她）用手帕擦鼻涕。2～3岁的幼儿应自己学会随时用手帕擦鼻涕。

▶ （十四）幼儿如何进行口腔、牙齿卫生

1岁半～2岁半之间的幼儿，后面的乳臼齿陆续长出，可尝试用儿童牙刷帮他（她）刷牙。父母坐着，将孩子的头枕在腿上，先不用牙膏，用牙刷将牙齿外面、里面及咬合面清洗干净即可；牙缝较紧时，可使用牙线清除食物残渣。

当孩子会将含在口中的水吐出来时，就可以用含氟牙膏来刷牙了，牙膏中的氟有降低蛀牙的效果。

在这之后，就要教宝宝自己刷牙了。教他（她）用水平式前后刷牙的方式，强调不可只刷牙齿外侧面，内侧和咬合面更要刷。

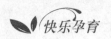

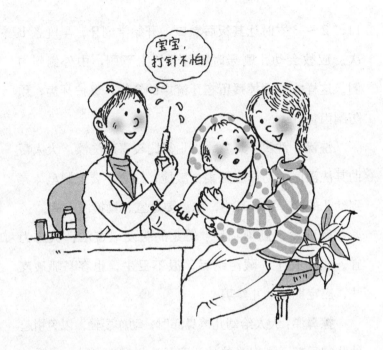

第四章　计划免疫与预防接种

▶ 一、什么是计划免疫与预防接种

　　计划免疫是根据传染病的流行情况和儿童的免疫特点制订的免疫程序，通过有计划地使用生物制品进行预防接种，以提高人群的免疫水平，达到控制和消灭传染病的目的。

▶ 二、为什么幼儿要进行计划免疫、预防接种

预防接种就是打针或口服预防药物，以预防传染病。自从有了预防接种，人类提高了身体抗病能力，传染病也就减少了。

有的预防针打1次，抵抗力就有了，有的要打2～3次抵抗力才产生，这些均叫基础免疫。有的预防针打完后抵抗力很高，过了一段时间又下降了，还要再打1次以加强免疫力。由于各地传染病的流行情况不同，预防注射的先后次序稍有区别。

▶ 三、幼儿计划免疫、预防接种程序

我国目前施行的计划免疫主要是针对1周岁幼儿进行卡介苗、脊髓灰质炎疫苗、百白破疫苗、麻疹疫苗和乙型肝炎疫苗的基础免疫及以后的加强免疫。现今使用的儿童基础免疫程序是经国家卫生主管部门批准的、全国统一使用的法定免疫程序，每个儿童都享有这种免疫权利。

幼儿计划免疫程序表

基础免疫起始月龄	接种制品名称	次数	间隔时间
出生	卡介苗	1	
	乙肝	1	
1月	乙肝	2	
2月	小儿麻痹糖丸	1	

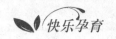

3 月	小儿麻痹糖丸	2	
	百白破	1	
4 月	小儿麻痹糖丸	3	
	百白破	2	
5 月	百白破	3	
6 月	乙肝	3	
8 月	麻疹疫苗		
1 岁	乙脑疫苗基础免疫	2	7～10 天

加强免疫或复种年龄	接种制品名称	次数
1 岁	百白破加强	1
	麻疹疫苗复种	1
	小儿麻痹三价混合糖丸	1
2 岁	乙脑疫苗加强	1
3 岁	乙脑疫苗加强	1
4 岁	小儿麻痹三价混合糖丸	1
6～7 岁	卡介苗复种	1
	麻疹疫苗复种	1
	百白破加强	1
	乙脑疫苗加强	1
12 岁	卡介苗复种	1
13 岁	乙脑疫苗加强	1

注：百白破混合制剂指百日咳、白喉、破伤风三种疫苗的混合制剂

乙脑疫苗和流脑疫苗于流行季节前进行接种。乙脑疫苗北方每年 5 月、南方每年 4 月接种。幼儿 6 个月至 1 岁内基础免疫接种两次，两次间隔 7～10 天；2 岁、3 岁及 6～7 岁各加强接种一次。流脑疫苗每年 11 月接

种，接种年龄同乙脑疫苗接种年龄。

乙肝疫苗注射，于出生当天、满月时、满半岁时各注射 1 次，有可能传染乙型肝炎的人，特别是乙肝表面抗原阳性、e 抗原阳性的母亲所生的新生儿，或者与乙肝病人密切接触的易感染者一定要注射。

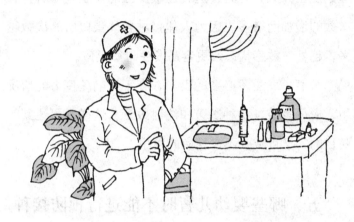

► 四、幼儿多打防疫针好吗

事物都是一分为二的，事实上，打防疫针可以提高幼儿的免疫力，加强其对传染病的抵抗力；但并非越多越好，过量接种有时还会产生不良后果。

计划免疫程序是通过大量科学试验而制定的，不能随意更改，既不要漏打、少打，也不可重打、多打。只要按照程序执行，完全可以保护幼儿免受疾病传染。如果过多地注射疫苗，有时反而会使免疫力降低，甚至无法产生免疫力，这在医学上叫"免疫麻痹"。

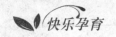

另外，各种疫苗都是用病菌、病毒或它们产生的毒素制成的，尽管经过杀灭和减毒处理，但仍有一定毒性，接种可引起一些反应。特别是在制作过程中，不可能把培养细菌或病毒生长所用的物质完全除掉，其中有的属于异体蛋白质，会引起过敏反应，轻则出现皮疹，重则发生休克。并且，这种过敏反应的发生是随着打针次数的增加而增多。因为人体接触异体蛋白质的次数越多，越处在敏感状态，更容易发生过敏反应。

为避免发生不必要的反应，在不影响免疫力的情况下，应尽量减少接种次数和注射数量。这样既可达到防病目的，又可减少不良反应的发生。

▶ 五、哪些婴幼儿暂时不能进行预防接种

如婴幼儿正在发烧，患有急性传染病、哮喘、风疹、湿疹等或有心脏病、肾炎及肝炎等疾病时，暂时不要打预防针。

幼儿腹泻时不要进行脊髓灰质炎三价混合疫苗接种，等病好后两周才能接种。

有癫痫病史及药物过敏史的幼儿都不要进行预防接种。

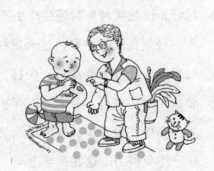

温馨提示：许多幼儿接种卡介苗后局部会出现结节、化脓情况，家长不用紧张。

▶ 六、幼儿打预防针后要注意什么

要让幼儿适当休息，不要做剧烈活动。

不要吃辣椒等刺激性食物。

暂时不要洗澡。

有的幼儿有时会发生"接种反应"，如轻微发热、精神不振、不想吃东西、哭闹等。一般都不严重，只要好好照料，多喂些开水很快就会好的。

极个别的幼儿可能会发高热，可请医生看看，给予对症治疗。

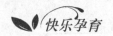

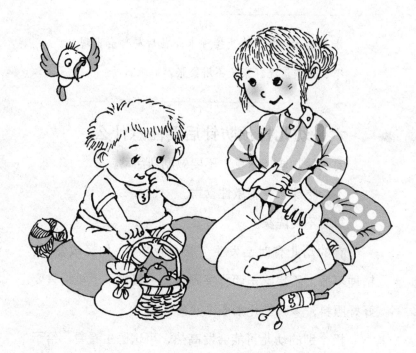

第五章 充满期待的学龄前期

　　宝宝出生后经过三年的发育，已经 3 岁了，进入学龄前期。

　　学龄前期是人一生中很重要的时期，人的许多基本能力如口头语言、基本动作以及某些生活习惯等都在这一阶段形成。这个时期要把开发儿童的智力作为重点，即发展儿童的注意力、观察力、记忆力、思维力和想象力，以及语言表达能力。

▶ 一、学龄前孩子的营养需要

此期的孩子虽然生长发育比婴幼儿时期慢，但是智力水平迅速发展，恰当的营养供给是保证其智力发育的前提。

学龄前期孩子，其食物种类和成人基本相同，一般包括谷类、蔬菜类、豆类、肉类、蛋类及水果类等，但应避免刺激性食物及不易消化的食物。应注意维持食物成分的均衡，食谱要丰富多样，尤其注意优质蛋白质（动物类及豆类）、微量元素（铁、锌等）及维生素的含量及吸收。

一日三餐之外，需要加下午点心，以保证良好的生长发育及智力的发育的需要。但应注意避免偏食、吃零食等不良饮食习惯。

▶ 二、为孩子上幼儿园而愉快

上幼儿园是孩子从婴幼儿走向儿童的标志，是孩子从家庭生活走向社会集体生活的第一步，也是孩子适应社会的关键一步。但一些爸爸妈妈、祖父祖母们对此犹如孩子断奶时一样的担心。

其实此时的孩子，大脑功能基本完善，具备了初步的生活能力和活动能力，充满了对外界事物的好奇心，

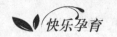

渴望知道得更多，希望有小伙伴，乐意和年龄相仿的孩子在一起玩耍。所以应该把孩子送到幼儿园去，让孩子到集体中养成活泼愉快、开朗乐观的性格，在共同学习的过程中增长知识，满足好奇心。

同时，在集体活动中还可培养孩子团结友爱的品德，这比家长在家单个进行教育要容易得多，可克服一些独自在家形成的坏毛病。

为此，父母们有理由相信，孩子会在幼儿园愉快地享受着新的生活。

▶ 三、孩子什么时候上幼儿园比较好

孩子从上幼儿园的第一天始，就开始了正规的早期教育。

有的家庭，因为一些原因，比较早地把孩子送到了幼儿园。但我们还是提倡等到孩子 3 周岁以后送幼儿园比较好。

幼儿园毕竟是一个集体的教养环境，不到 3 岁的孩子需要更多的照顾，但老师一个人面对的是多个孩子，不可能对每个孩子都像爸爸妈妈那样细致；同时，孩子来自四面八方，身体状况又不尽相同，不到 3 岁的孩子相对而言容易患病。

具体什么时候上幼儿园，对孩子而言，不单单是年龄的问题。但如果你的宝宝具备了以下条件，也可以早一点送上幼儿园：

与妈妈分离不会有过分的焦虑反应；

生理周期明显、稳定，能够适应有规律的生活；

能够用别人理解的方式提出请求和帮助；

能够和别的幼儿在一起玩，而不会过分排斥与兴奋等。

四、怎样让孩子向往进入幼儿园

孩子在家庭生活中与父母、亲人朝夕相处，建立了依恋情感，一旦离开家庭和亲人，会因缺乏情感上的依恋和安全感而产生焦虑。

爸爸妈妈可从以下几方面入手：

在这之前带孩子去熟悉幼儿园的环境，让他（她）从幼儿园的环境中感到快乐。

多培养孩子的自豪感：自己已经长大了，所以要上幼儿园了。

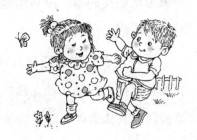

激发孩子的向往感：幼儿园里可以学好多本领，还有很多小朋友一起做游戏，可开心啦！

在熟悉的过程中让孩子感到安心：爸爸妈妈很爱我，老师也会喜欢我。

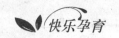

▶ 五、孩子不愿意去幼儿园或者不适应怎么办

孩子在去幼儿园的过程中，会出现不愿意、不适应甚至抵制的情况，做家长的一定要有耐心。

首先是慢慢诱导，不要逼迫，否则会使孩子产生恐惧心理。要以正面的、积极的语言向孩子介绍幼儿园的教师与学习生活，帮助孩子克服内心的恐惧与不安，对幼儿园充满信任。

其次是入园时给予孩子鼓励。没有一个孩子生来就不愿意和小朋友玩的。回家后多给予孩子关注，主动询问孩子一天的学习、生活情况，及时肯定与表扬孩子的进步。

再就是多给孩子独立自主的机会，鼓励他（她）动手做力所能及的事，以帮助他（她）适应幼儿园的学习与活动规则。

另外，家长要密切与教师配合，积极地沟通交流，相互了解孩子在家和幼儿园的生活情况。对引起孩子情绪波动的具体事件，要主动关注，及时解决。

最后是送孩子上幼儿园必须持之以恒，没有特殊情况不要随意中断。千万不要因为孩子的哭闹，父母就妥协。孩子回家后，也不要把他（她）当作受了很大委屈的功臣特殊对待。

图书在版编目（CIP）数据

快乐孕育/ 刘益民主编. — 长沙：湖南电子音像出版社：
湖南科学技术出版社, 2017.09
ISBN 978-7-83004-341-4

Ⅰ. ①快… Ⅱ. ①刘… Ⅲ. ①妊娠期—妇幼保健—基
本知识 Ⅳ. ① R715.3

中国版本图书馆 CIP 数据核字 (2017) 第 214478 号

快乐孕育
Kuaile Yunyu

出 版 人：杨 林
主 编：刘益民
主 审：金明华 韩锦玲
编 著：雷 俊 蔡 亭 刘谨皓 蒋望雁 张旭东 刘立捷
责任编辑：荀 娟 王跃军 黎文君 王 康
装帧设计：路 征

出 版： 湖南电子音像出版社 www.xyin.com
湖南科学技术出版社
印 刷： 长沙理工大印刷厂
开 本： 710mm × 1020mm 1/16
印 张： 21
字 数： 200 千字
印 次： 2017 年 9 月第 1 版 2018 年 10 月第 1 次印刷
书 号： ISBN 978-7-83004-341-4
定 价： 38.00 元

如有印装质量问题，请与我社生产服务中心联系调换。
联系电话： 0731-82228602